Svetlana Geyrhofer

Pflegetherapie im Schmerzmanagement

Svetlana Geyrhofer

Pflegetherapie im Schmerzmanagement

facultas

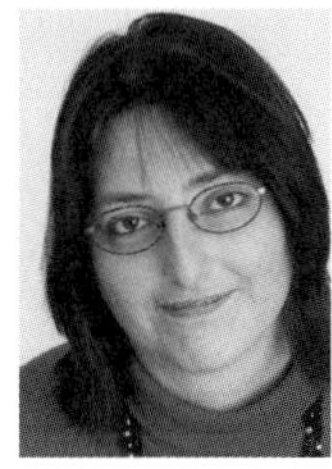

Svetlana Geyrhofer, BA

DGKP, Akademisch geprüfte Expertin in der Anästhesiepflege, abgeschlossene Weiterbildungen Schmerzmanagement und Komplementäre Pflege – Aromapflege, Lehrerin für Gesundheits- und Krankenpflege, abgeschlossenes Bachelor-Studium der Bildungswissenschaften an der Universität Wien. Seit 2011 selbstständig tätig bei PflegeminusSchmerz, Lehrgangsleitung der Fort- und Weiterbildung Schmerzmanagement und Komplementäre Pflege. Vorstandsmitglied der Österreichischen Schmerzgesellschaft (ÖSG) und Präsidentin der Gesellschaft für Schmerzmanagement der Gesundheits- und Krankenpflege (GeSGuK).

Eine geschlechtergerechte Schreibweise wird in diesem Buch vorwiegend durch die Verwendung der Schreibung mit Stern * realisiert. Ist eine korrekte, alle Endungen berücksichtigende Schreibung auf diese Weise nicht möglich oder erfordert sie Ergänzungen, die den Lesefluss hemmen, so werden – stellvertretend für alle Geschlechter – die weibliche und männliche Form abgewechselt.

Bibliografische Information der Deutschen Nationalbibliothek

Die Deutsche Nationalbibliothek verzeichnet diese Publikation in der Deutschen Nationalbibliografie; detaillierte bibliografische Daten sind im Internet über http://dnb.d-nb.de abrufbar.

2. Auflage 2023

facultas Verlag, Wien, Österreich
Umschlagfoto: © Tinnakorn Jorruang, istockphoto.com
Satz: Wandl Multimedia-Agentur
Lektorat: Laura Hödl, Wien
Druck: Facultas Verlags- und Buchhandels AG
Printed in Austria
ISBN 978-3-7089-2371-0
E-ISBN 978-3-99111-776-6

Vorwort

„Wo fange ich an …?"
(Bilbo Beutlin in „Der Herr der Ringe")

Als ich vom Verlag mit dem Schreiben dieses Buches beauftragt wurde, stellte ich mir sofort die Frage nach dem Ziel. Welches Ziel habe ich, ein Buch zum Thema Schmerz zu verfassen? Gerade zum Schmerzmanagement gibt es viele Bücher und Journale, in denen das Thema „umfassend" abgehandelt wird. Es zeigt sich, dass in den Publikationen sowohl wissenschaftlich basierte Erkenntnisse als auch – und noch viel mehr – Erfahrungsberichte von Betroffenen aufscheinen. Es existieren mittlerweile nahezu zu jeder Schmerzart und Schmerzform Leitlinien, Handlungsempfehlungen und Expertenstandards.

Als Referentin vieler Inhouse-Schulungen von diplomierten Gesundheits- und Krankenpfleger*innen, Pflegefachassistent*innen und Pflegeassistent*innen in der Praxis frage ich zu Seminarbeginn immer, wer denn diese umfangreiche Literatur kennt. Das Ergebnis ist ernüchternd, denn auch wenn die Literatur teilweise schon seit Jahrzehnten in immer wieder aktualisierten Auflagen existiert – bekannt ist sie den Teilnehmer*innen wenig. Warum sollte ich also noch eins draufsetzen und ein weiteres Buch zum Thema Schmerz in der Pflege verfassen, das dann doch wieder niemand kennt und keine*r liest? Ich bin der festen Überzeugung, dass schon genug Literatur zu diesem Thema existiert. Es muss die Literatur endlich auch gelesen und in die Praxis umgesetzt werden.

Jetzt könnte man mutmaßen, warum die Literatur nicht gelesen wird. Vielleicht ist der Zugang eingeschränkt? Noch heute erfahre ich von Kolleg*innen, dass in einigen Institutionen nur die Ärzteschaft Zugang zu Bibliotheken und Datenbanken hat und Pflegepersonen nicht. Wie kann das sein, wo doch die Grundausbildung der professionellen Pflege in Österreich schon seit 2008 auf den Fachhochschulen erfolgt und bereits seit 2000 das Studium der Pflegewissenschaft existiert? Oder vielleicht denken professionell Pflegende immer noch, Literatur sei etwas für Theoretiker*innen? Diejenigen, die in der Praxis arbeiten, müssten ja nicht noch zusätzlich lesen, sie wissen ja, wie Pflege funktioniert. Zugegeben, ich provoziere bewusst und stelle Mutmaßungen in den Raum. Diese Aussagen im Vorwort möchte ich nicht mit Literatur belegen: Wer ein wenig recherchiert, wird genug Hinweise dazu finden.

Vielleicht ist die Literatur zum Thema Schmerz auch zu langweilig oder zu abstrakt geschrieben? Theoretische Ansätze mit praktischen Fallbeispielen zu verknüpfen, ist nicht immer einfach, und die Autor*innen von Pflegebüchern sind – entgegen der Annahme – nicht immer Pflegepersonen. Das kann dazu führen, dass zwar fachlich alles richtig ist, jedoch auf die pflegerischen Kernkompetenzen, wie sie im Gesundheits- und Krankenpflegesetz in Österreich definiert sind, kaum Bezug genommen wird, bzw. scheint der pflegerelevante Praxisbezug nicht auf.

All diese Gedanken und Überlegungen haben mich sehr darin bestärkt, dieses Buch zu schreiben. Inhaltlich setze ich den Schwerpunkt auf die pflegerische Verantwortung und auf die Eigenständigkeit als therapeutische Berufsgruppe. Dabei will ich den Praxisbezug – unter „vollster" Ausschöpfung des gesetzlichen Rahmens – mithilfe von praktischen Fallbeispielen darstellen und erörtern. Hinzu kommt, dass ich versuche, mit konkreten Formulierungen Tipps für den Pflegealltag mitzugeben.

Da das Buch einen begrenzten Umfang hat, stellte sich mir eine weitere Frage: „Wo fange ich an?" So wie Bilbo Beutlin in dem Film „Der Herr der Ringe" saß ich vor dem leeren Dokument und überlegte, welche Kapitel für die Pflege relevant sind. Meine Erfahrungen aus der Lehr- und Beratungstätigkeit zeigen mir, welche Mythen und Defizite in der professionellen Pflege zu diesem wichtigen Thema herrschen. Ich habe die Kapitel so gewählt und priorisiert, wie sie für die meisten in der Pflege tätigen Personen von Bedeutung sein können.

Der Titel des Buches „Pflegetherapie im Schmerzmanagement" ist bewusst gewählt. Das Wort Pflegetherapie soll klar kommunizieren, dass die professionelle Pflege eine Berufsgruppe mit therapeutischem Auftrag ist und dass auf die pflegetherapeutischen Maßnahmen im Schmerzmanagement nicht verzichtet werden kann. Das sind keine Extraleistungen, die dem Spardruck zum Opfer fallen können, sondern wesentliche Interventionen, ohne die es keine gute Schmerzbehandlung geben kann. Selbstverständlich ist mir bewusst, dass sich nicht alle professionell ausgebildeten Pflegepersonen als Therapeut*innen sehen, sondern immer noch gerne die Rolle des Assistenzpersonals übernehmen. Das reduziert jedoch die Verantwortung und Eigenständigkeit unserer Berufsgruppe. Es können nicht alle diplomierten Gesundheits- und Krankenpfleger*innen, die in Österreich im Gesundheitsberuferegister aufgelistet sind – immerhin mehr als 100.000 Personen – in der Praxis als Assistenzpersonal arbeiten. Irgendjemand muss auch die Kernkompetenzen der diplomierten Gesundheits- und Krankenpfleger*innen übernehmen, sonst werden die Patient*innen vernachlässigt.

Ich möchte mich bei allen Teilnehmer*innen und Absolvent*innen der von mir und meinem Mann durchgeführten Weiterbildung Schmerzmanagement für ihre vielen praktischen Fallbeispiele bedanken. Dabei wird mein persönlicher Lernprozess laufend gefördert.

Unsere Weiterbildung startet 2023 bereits mit dem zwölften Durchgang, und das große Interesse daran zeigt mir, wie wichtig das Thema Schmerz in all den Jahren in der Pflege trotzdem geworden ist und dass die Bedeutung der pflegerischen Kernkompetenzen erkannt wurde.

Ich bedanke mich bei allen Teilnehmer*innen der vielen Inhouse-Schulungen in den vergangenen zehn Jahren für ihr Interesse am Thema. Inspirierend sind die vielen anregenden Diskussionen und dazu die persönlichen Gespräche in den Kaffeepausen. Ich hoffe, meine Inputs konnten dazu beitragen, dass sich der Alltag der vielen schmerzgeplagten Menschen, die von der professionellen Pflege behandelt werden, verbessert hat.

Ich möchte mich bei Frau Waltraud Wurzer, MSc, für ihren Mut bedanken, ihre Masterarbeit „Pflegetherapie – Eine dialektische Darstellung. Wunsch und Wirklichkeit" zu nennen. Diese Arbeit zeigt, dass es eine Kollegin gibt, die ähnliche Ansätze zur Pflegearbeit verfolgt, und dadurch hatte ich Literatur, auf die ich zurückgreifen konnte.

Weiters möchte ich mich bei Herrn Mag. Dr. Otto Schrenk für die jahrelange Freundschaft, die vielen Supervisionen und Korrekturen meiner Verschriftlichungen bedanken. Ihm verdanke ich einschlägiges Wissen über den Pflegeprozess und das rechtliche Sachverständnis. Ich hoffe, dass ich entgegen seinem Postulat „In 40 Jahren Berufstätigkeit ist die Pflegereform nicht gelungen, sie wird auch jetzt nicht gelingen" hier wesentliche Schritte für eine längst fällige Reform der Praxis einleiten kann.

Ich bedanke mich bei meinem Mann Hannes Geyrhofer, BSc, für all die Jahre, die er mir mit Rat und Tat – in guten wie in schlechten Zeiten – zur Seite gestanden hat, dass er – obwohl er keine Pflegeperson ist – in dieses Fachgebiet eintauchen konnte und ein Stück weit auch zum „Schmerzexperten" geworden ist.

Frau Esther Schauberger und Frau Christa Käferböck danke ich für das Korrekturlesen.

Ich bedanke mich beim Verlag für die Anfrage und die Geduld, das Buch entstehen zu lassen.

Das Buch soll zum Umdenken bewegen, denn gerade beim Thema Schmerz wird die professionelle Pflege zum Teil immer noch als assistierende und nicht als diagnostizierende und steuernde Berufsgruppe gesehen. Das muss sich ändern.

So hoffe ich, dass dieses Buch wesentlich dazu beitragen kann, dass die professionelle Pflege hinsichtlich ihrer Kernkompetenzen im Schmerzmanagement endlich im 21. Jahrhundert ankommt und sich daraus strukturelle Veränderungen für die Praxis ergeben.

Grein, im September 2023

Inhalt

Einleitung

Schmerz ist ein Symptom, das sich in allen Bereichen und Fachdisziplinen der Gesundheits- und Krankenpflege wiederfindet. Daher nimmt Schmerz auch einen hohen übergeordneten Stellenwert sowohl in den pflegerischen Kernkompetenzen als auch in der Mitwirkung der medizinischen Diagnostik und Therapie der diplomierten Gesundheits- und Krankenpfleger*innen ein (Geyrhofer, 2019, S. 59).

Im pflegerischen Alltag sind Berufsgruppen wie Ärzt*innen, Physiotherapeut*innen, Psycholog*innen oder Psychotherapeut*innen nur wenige Stunden greifbar. Die professionelle Gesundheits- und Krankenpflege übernimmt hier im Wesentlichen Aufgaben wie Beobachtung des Gesundheitszustandes, klinische Befunderhebung, Erstellen einer Pflegediagnose und Einleiten weiterführender therapeutischer Maßnahmen bis hin zu Beratung und psychosozialer Betreuung (siehe Kap. 1) (Geyrhofer, 2021, S. 58).

Die Pflegetherapie im Schmerzmanagement erfordert großes Wissen um die pflegerischen Schwerpunkte, aber auch großes medizinisches Fachwissen rund um die Themen Schmerz und Schmerzmedikamente. Das ist die Voraussetzung für eine gute Pflegetherapie.

Schmerzen und Pflegebedürftigkeit sind zwei wichtige Faktoren, die die Lebensqualität von Betroffenen einschränken und damit den Lebenswillen reduzieren können. Da der Verfassungsgerichtshof zum Zeitpunkt der Entstehung dieses Buches das Verbot von Beihilfe zum Suizid aufgehoben hat, werden diese beiden Schwerpunkte in Zukunft sehr bedeutsam werden. Genau deshalb wird es jetzt wichtig, akute Schmerzen gut zu behandeln, chronische Schmerzpatient*innen umfassend in ihrer Situation zu begleiten und die Pflegebedürftigkeit sowohl zu reduzieren als auch zu verhindern. Gesundheitsförderung und die Verlängerung von gesunder Lebenszeit müssen endlich oberste Priorität werden.

Schmerzmanagement in der Pflege orientiert sich an Leitlinien und Handlungsempfehlungen. Ein differenziertes Schmerzassessment ist Voraussetzung für eine gezielte Schmerztherapie. Ohne jenes können die Betroffenen nicht adäquat behandelt werden. Was die Leitlinien schon lange beschreiben, gilt es, in die Praxis umzusetzen. In allen Bereichen ist die professionelle Pflege mit Menschen konfrontiert, die an akuten und/oder chronischen Schmerzen leiden. Die professionelle Pflege ist es diesen Menschen schuldig, die Leitlinien und Handlungsempfehlungen zu kennen und die Pflegetätigkeiten danach auszurichten. Ritualisierte Pflege („Das haben wir schon immer so gemacht") sollte seit der Grundausbildung auf Fachhochschulniveau endgültig der Vergangenheit angehören.

Dieses Buch soll keine Zusammenfassung aller bereits existierenden Bücher zu diesem Thema werden, es soll nicht die ärztlichen Aufgaben beschreiben. Deshalb werden Inhalte wie die Schmerzverarbeitung und die medikamentöse Schmerztherapie so kurz wie möglich gehalten, hier darf auf viele andere Bücher verwiesen werden, wie z. B. auf das Buch von Eckhard Beubler ([7]2020) „Kompendium der medikamentösen Schmerztherapie: Wirkungen, Nebenwirkungen und Kombinationsmöglichkeiten" oder das Herausgeberbuch von Birgit Kröner-Herwig, Paul Nilges et al. ([8]2017) „Schmerzpsychotherapie".

Es können hier nicht alle wichtigen Themen in vertiefender Ausführung besprochen werden. So ist das Thema Edukation im Schmerzmanagement zwar vor allem bei chronischen Schmerzpatient*innen von großer Bedeutung, jedoch finden Beratungssettings selten in der täglichen Routine statt. Professionelle Beratungsgespräche übernehmen meist diplomierte Gesundheits- und Krankenpfleger*innen mit Spezialausbildung oder Studium der Advanced Nursing Practice. Somit darf hier auf das Buch von Harald Titzer et al. (2021) „Edukation in der Pflege" weiterverwiesen werden.

Dieses Buch behandelt ausschließlich die Pflegetherapie im Schmerzmanagement bei Erwachsenen. Die Schmerztherapie bei Kindern ist immer extra zu betrachten, und auch hier darf auf Leitlinien bzw. auf das Buch von Boris Zernikow (2015) „Schmerztherapie bei Kindern, Jugendlichen und jungen Erwachsenen" verwiesen werden.

Das Ziel *dieses* Buches ist es, die Rolle der professionellen Pflege als therapeutische Berufsgruppe im Schmerzmanagement (Kap. 1) aufzuzeigen. Mit „professioneller Pflege" sind dabei die diplomierten Gesundheits- und Krankenpfleger*innen mit oder ohne zusätzliche Spezialisierung im Schmerzmanagement gemeint. Synonym wird die Bezeichnung Pflegetherapeut*in verwendet.

Die professionelle Pflege hat großes medizinisches Fachwissen, kann die unterschiedlichen Schmerzarten differenzieren und kennt die aktuellen Leitlinien und Handlungsempfehlungen (Kap. 2). Die vielen praktischen Fallbeispiele sollen die Bedeutung des pflegerischen Schmerzassessments (Kap. 3) und die Anwendung der Pflegetherapie (Kap. 7) darstellen.

Die kulturellen Aspekte (Kap. 4) und das perioperative Schmerzmanagement (Kap. 5) wurden in dieser Ausgabe neu hinzugefügt. Vorgestellte Gesprächstechniken wie die Hypnotische Kommunikation (Kap. 8) oder die motivierende Gesprächsführung (Kap. 9) sollen nicht als etwas angesehen werden, das nur andere Berufsgruppen anwenden bzw. wofür sowieso keine Zeit vorhanden ist, sondern dazu motivieren und neugierig machen, dass auch die professionelle Pflege in ihrem Arbeitsalltag bewährte Gesprächstechniken anwenden kann und soll.

Bei den Fallvignetten handelt es sich um echte Situationen, die in der Praxis stattgefunden haben. Die Namen und Biografien wurden anonymisiert und so verändert, dass keine Rückschlüsse auf die Patient*innen möglich sind.

1 Die Rolle der Pflege als therapeutische Berufsgruppe im Schmerzmanagement

In Österreich gibt es drei Berufsgruppen in der Pflege: die diplomierten Gesundheits- und Krankenpfleger*innen (DGKP), die Pflegefachassistent*innen (PFA) und die Pflegeassistent*innen (PA).

Bis 1997 war Pflege gesetzlich noch ein Beruf, der sich hauptsächlich um die Pflege bei Erkrankungen aller Art sowie um Hilfeleistung bei ärztlichen Verrichtungen gekümmert hat. Der Begriff Gesundheitspflege war im Berufsalltag faktisch kein Thema (siehe das Krankenpflegegesetz von 1961, https://www.ris.bka.gv.at/GeltendeFassung.wxe?Abfrage=Bundesnormen&Gesetzesnummer=10010302).

Mit September 1997 trat das Gesundheits- und Krankenpflegegesetz (GuKG) in Kraft und löste das Krankenpflegegesetz ab. Damit wurde die bedeutendere Stellung der Pflege im Gesundheitswesen neu formuliert und die Ausbildung an die gestiegenen Anforderungen angepasst. Ab nun liegt der Schwerpunkt auf der Gesundheitsförderung, Prävention, Prophylaxe sowie Ressourcenorientierung von Menschen aller Altersstufen. Insbesondere wird hier ausdrücklich die Förderung und Aufrechterhaltung der Gesundheit, die Unterstützung des Heilungsprozesses sowie die Bewältigung von gesundheitlicher Beeinträchtigung festgeschrieben. Dabei sind wissenschaftliche Erkenntnisse zu berücksichtigen. Kurative Kompetenzen werden der Pflege ebenso zugeordnet (Weiss/Lust, 2021, S. 128). Die Tätigkeiten der DGKP haben sich somit gewandelt und sind erweitert worden. Die Wandlung erfolgte von einem ärztlichen Hilfsberuf hin zu einer eigenständigen Berufstätigkeit mit therapeutischem Ansatz. Mit dem GuKG ist ein neuer Beruf – jener der DGKP – entstanden.

Stöcker vertrat 2002 die Ansicht, dass durch das Qualifizierungsziel in der generalistischen Ausbildung auf Hochschulniveau eine angepasste Abschlussbezeichnung anzudenken sei. Zum Beispiel ist die Bedeutung der griechischen Begriffe Diagnostik und Therapie ebenso in den pflegediagnostischen und pflegetherapeutischen Interventionen enthalten. Dazu gibt es unter Punkt 1.3 weitere Ausführungen (Stöcker, 2002, S. 196).

2016 wurde das GuKG novelliert und der Beruf der PFA kam neu hinzu.

In diesem Kapitel werden die pflegerischen Kernkompetenzen der DGKP und der Pflegeprozess überblicksmäßig dargestellt, und zwar nur in dem Ausmaß, wie es für das Verständnis der Rolle der Pflege im Schmerzmanagement notwendig ist. Der Pflegeprozess in seiner gesamten Komplexität unter Berücksichtigung von Pflegetheorien und Pflegemodellen kann hier nicht näher ausgeführt werden.

1.1 Pflegerische Kernkompetenzen

Die pflegerischen Kernkompetenzen der DGKP (vormals eigenverantwortlicher Tätigkeitsbereich) sind im § 14 GuKG geregelt. In Absatz 1 wird die Eigenverantwortung bei der Pflegediagnostik sowie bei der Durchführung und Evaluation aller pflegerischen Handlungen hervorgehoben. Dabei wird die Gesundheitsförderung mitberücksichtigt. Eigenverantwortlich bedeutet, dass die Entscheidung für eine pflegetherapeutische Maßnahme getroffen wird: „die Eigenverantwortlichkeit ist nicht als verzichtbares Recht, sondern als unverzichtbare Pflicht bei der Berufsausübung zu sehen" (Weiss/Lust, 2021, S. 135).

Eigenverantwortlichkeit wird in der Praxis häufig synonym mit Eigenständigkeit verwendet. Das führt zu Missverständnissen. So sind PFA und PA berechtigt, die ihnen übertragenen pflegetherapeutischen Maßnahmen eigenständig durchzuführen, sie haben jedoch nicht die Kompetenz, eigenverantwortlich zu entscheiden, ob eine Maßnahme bei Patient*innen durchgeführt werden soll. So kann z.B. eine körperwarme Ölkompresse (siehe Kap. 7) als schlaffördernde Maßnahme mit der betroffenen Person vereinbart werden. Die Durchführung dieser Ölkompresse kann an PFA und PA delegiert werden, nicht jedoch die Entscheidung darüber, ob eine Ölkompresse für die betroffene Person sinnvoll ist. Dieses Beispiel zeigt sehr gut auf, dass es keine pflegetherapeutische Maßnahme ohne die klinische Einschätzung der DGKP geben kann. Auch muss die betroffene Person von der DGKP über die Wirkungen und Indikationen der Maßnahme aufgeklärt werden. Erst danach kann die DGKP die Delegation der Durchführung in Erwägung ziehen. Nicht alle pflegetherapeutischen Maßnahmen können delegiert, viele Pflegetherapien können nur von den DGKP selbst durchgeführt werden. Hier muss jedenfalls beachtet werden, dass die PFA keine Delegationsfähigkeit besitzt, sie kann also die ihr übertragenen Maßnahmen nicht weiter an die PA delegieren. Delegation ist eine höherwertige Aufgabe, die eine entsprechende Ausbildung voraussetzt.

Zu den pflegerischen Kernkompetenzen im Schmerzmanagement zählen neben der gesamten Planung der Pflegetherapie nach dem Pflegeprozess u. a. noch:

- die Beobachtung und Überwachung des Gesundheitszustandes,
- die theorie- und konzeptgeleitete Gesprächsführung und Kommunikation,
- die Beratung zur Gesundheits- und Krankenpflege sowie die Organisation und Durchführung von Schulungen,
- die Förderung der Gesundheitskompetenz, Gesundheitsförderung und Prävention,
- das ethische, evidenz- und forschungsbasierte Handeln einschließlich Wissensmanagement,
- die Weiterentwicklung der beruflichen Handlungskompetenz,
- die Mitwirkung an fachspezifischen Forschungsprojekten und die Umsetzung von fachspezifischen Forschungsergebnissen,

- die Anwendung komplementärer Pflegemethoden und
- die psychosoziale Betreuung in der Gesundheits- und Krankenpflege.

(Weiss/Lust, 2021, S. 133 f.)

Das GuKG sieht als weitere Kompetenz die Entwicklung und Implementierung von pflegerischen Konzepten und Strategien zur Gesundheitsstärkung vor allem bei chronischen Erkrankungen vor (Weiss/Lust, 2021, S. 128).

DGKP sind durch den Einsatz des Pflegeprozesses in ihren Kernkompetenzen therapeutisch tätig. Der Pflegeprozess sieht sowohl eine Pflegediagnostik als auch pflegetherapeutische Interventionen vor.

1.2 Pflegeprozess

Seit 1997 wird die individuelle Gesundheits- und Krankenpflege im Sinne des Pflegeprozesses umgesetzt. Diese Anwendung hat zum Ziel, dem pflegerischen Handeln eine Struktur zu geben. Diese Struktur wird bei jedem betroffenen Menschen in der Dokumentation im Sinne des Problemlösungsprozesses gemäß GuKG abgebildet. Hinzu kommt, dass in den pflegerischen Kernkompetenzen Beziehungsarbeit, professionelle Beziehungsgestaltung und pflegetherapeutische Präsenz inkludiert sind (Fawcett/Desanto-Madeya, 2013; Herdmann/Kamitsuru, 2019, S. 74).

Aus pflegewissenschaftlicher Sicht ist der Pflegeprozess als Grundlage des pflegerischen Handelns anerkannt und wurde als weltweite Vereinigung der Fachsprache der Pflegefachpersonen bezeichnet (Schrems, 2018, S. 34). Der Pflegeprozess ist auch Bestandteil aller Pflegemodelle. In der Fachpraxis sollen anhand des Pflegeprozesses die zu setzenden Pflegeinterventionen bzw. -maßnahmen personenbezogen an die jeweilige Situation der Betroffenen angepasst werden. Pflegemaßnahmen werden somit nicht mehr nach Uhrzeit und Organisationsvorgaben ritualisiert – hier seien beispielhaft die morgendlichen Waschrundgänge zu erwähnen –, sondern sie werden bedürfnisorientiert und individuell ausgeführt. Die Pflegetätigkeiten beschränken sich auch nicht darauf, z.B. einem kranken, alten Menschen Essen und Trinken zu verbreichen und ihn zu waschen, wie in der Bevölkerung leider häufig geglaubt wird. Diese verklärten Vorstellungen des Pflegeberufs führen dazu, zu meinen, für die Pflege sei doch jede*r geeignet, die/der nur ein wenig Herz hätte. Die Diskussionen darüber, ob es für das Waschen tatsächlich ein Studium braucht, macht eine/n als Pflegetherapeut*in in der Gesundheits- und Krankenpflege sprachlos.

Das Ausführen von pflegetherapeutischen Tätigkeiten ist grundsätzlich an Pflegediagnosen geknüpft, die die individuelle Situation der pflegebedürftigen Person im Pflegeplan beschreiben. Häufig wird aus scheinbar ökonomischen Gründen und aufgrund eines „noch" fehlenden wissenschaftlich belegten Wissens ohne Verknüpfung mit dem Erfahrungswissen zu wenig auf die individuelle Situation der zu pflegenden Person eingegangen. Hinzu kommt, dass es auch in der eigenen Berufsgruppe Vertreter*innen gibt, die den therapeutischen Ansätzen in der Pflege kaum Bedeutung beimessen. Aus diesen Gründen wird unreflektiert postuliert, dass sich die DGKP mit pflegewissenschaftlicher Ausbildung „nur noch" mit Dokumentation beschäftige und somit nicht mehr mit den Patient*innen arbeite. Dabei wird übersehen, dass eine Pflegeprozessdokumentation in der Regel erst möglich ist, wenn mit den Patient*innen gemeinsam ihr Gesundheitsstatus besprochen, eine Pflegediagnose gestellt und die Pflegetherapie gemeinsam entschieden wurde. Die Arbeitsmethode „Pflegeprozess" ist auch nach mehr als 20 Jahren in der Praxis immer noch lückenhaft (Schrems, 2021, S. 9).

Die Pflegeausbildung muss sich auf den aktuellen pflegewissenschaftlichen Erkenntnisstand beziehen. Problematisch ist es, wenn Studierende in der fachpraktischen Ausbildung die Systematisierung des pflegerischen Handelns durch den Pflegeprozess als zu gering erfahren. Hier spielt das Prinzip der Situationsorientierung eine große Rolle. Pflegehandlungen werden individualisiert – das heißt auf den Fall bezogen – und nicht ritualisiert durchgeführt.

Um eine Pflegehandlung durchzuführen, bedarf es einer Systematik bei der Informationssammlung. Eine Validierung der Daten hat zu erfolgen und es werden gegebenenfalls die richtigen Assessmentinstrumente, wie z.B. die unterschiedlichen Schmerzskalen, ausgewählt und eingesetzt. Im nächsten Schritt erfolgt die Interpretation der Daten. Das heißt, das Assessment ist keine starre Routine, die zu einer bestimmten Zeit und nach festgelegtem Muster erfolgt, sondern vielmehr eine fortlaufende Aktivität, die auf die jeweiligen Umstände der gepflegten Person zugeschnitten wird. Beim Anamnesegespräch ist die schriftliche Einwilligung der betroffenen Person maßgebend. Die gestellten Pflegediagnosen werden erörtert und es folgt die Aufklärung über zu setzende Pflegeinterventionen bzw. -maßnahmen. Das heißt, die pflegerische Vorgehensweise ist rechtlich und fachlich mit dem (komplexen) ärztlichen Behandlungsprozess vergleichbar.

Hierzu findet sich im GuKG folgende Aussage:

> „Die Ausübung des gehobenen Dienstes für Gesundheits- und Krankenpflege beinhaltet die patienten- bzw. klientenorientierte Pflege nach dem Pflegeprozess, der mit der Einschätzung der Pflegebedürfnisse beginnt und mit der Auswertung der Resultate der Pflegemaßnahmen endet." (Weiss/Lust, 2021, S. 136 f.)

In § 4, Abs. 1 GuKG wird darauf hingewiesen, dass jede eigenmächtige Heilbehandlung zu unterlassen ist. Das bedeutet nicht, dass Pflegepersonen keine Heilbehandlungen durchführen dürfen, sondern es bezieht sich auf die Einholung der Einwilligung der zu behandelnden Person. Dadurch wird klar, dass jede Pflegediagnostik und Planung von pflegetherapeutischen Maßnahmen sowohl eine Aufklärung als auch eine Einverständniserklärung der Patient*innen benötigt (Weiss/Lust, 2021, S. 102 f.).

Abbildung 1 (siehe nächste Seite) zeigt, wie die pflegerische Aufklärung und Einverständniserklärung aussehen könnte.

PFA und PA können einzelne – von der DGKP übertragene Pflegemaßnahmen – eigenständig (PFA) oder mitwirkend (PA) durchführen. Die DGKP schätzt primär den Gesundheitszustand der zu pflegenden Person ein und stellt Pflegerisiken fest. Dann entscheidet sie, welche Pflegetherapien sie selbst durchführt und welche sie delegieren kann. Bei diesem Vorgehen ist zusätzlich einschlägiges medizinisches Fachwissen erforderlich, um Prävention und Prophylaxe planen und entsprechend durchführen zu können.

Die Gesamtverantwortung für die Pflegediagnostik und Planung der Maßnahmen obliegt allein der DGKP. Sie wird in der Praxis (Teil-)Tätigkeiten wie z. B. die Beobachtung von Schmerzen an die PFA bzw. PA delegieren. Die Pflegediagnostik ist jedoch nur auf Basis der Beobachtungen von PA und PFA nicht durchführbar, weil – wie schon erwähnt – die Schmerzpatient*innen aufzuklären sind sowie die Einwilligung zu den Pflegeinterventionen bzw. Maßnahmen einzuholen ist.

Der Pflegeprozess durchbricht das ritualisierte Handeln in der Pflege. Der Pflegeprozess ist direktes Patientenmanagement. Ohne Patientenkontakt gibt es keinen Pflegeprozess. Mithilfe der Struktur des Pflegeprozesses werden die Pflegehandlungen eingeleitet, und dabei entsteht eine Priorisierung des Pflegeablaufs. Wenn z. B. Patient*innen ein weiterführendes Entlastungsgespräch verlangen, werden die pflegerischen Aufgaben hierarchisiert und es wird anhand der Zielsetzung vorgegangen. Das heißt, hier kann man nicht zu Routinetätigkeiten wie Körperpflege oder

Einverständniserklärung Pflegetherapie

Sehr geehrte Patientin, sehr geehrter Patient!

Sie befinden sich derzeit in stationärer/ambulanter Behandlung.

Die professionelle Pflege wird nach dem Pflegeprozess durchgeführt. Die Gesamtverantwortung für den Pflegeprozess wird von der diplomierten Gesundheits- und Krankenpflegeperson (DKGP) übernommen, die Pflegefachassistent*innen (PFA) und Pflegeassistent*innen (PA) wirken bei der Befunderhebung und Beobachtung Ihres Gesundheitszustandes mit.

Die Pflegetherapie kann erst nach der Definition von Pflegediagnosen und Pflegezielen erfolgen. Anhand der Pflegeziele kann eine Evaluierung der pflegetherapeutischen Maßnahmen inklusive komplementärer Pflegemethoden stattfinden. Die DGKP wird mit Ihnen gemeinsam die Pflegediagnosen besprechen und mit Ihnen gemeinsam die Ziele und für Sie passenden pflegetherapeutischen Maßnahmen vereinbaren. Sie haben das Recht, Ihre Wünsche und Bedürfnisse klar auszusprechen, diese werden in der pflegetherapeutischen Behandlung berücksichtigt.

Ablauf des Pflegeprozesses (in 6 Schritten):

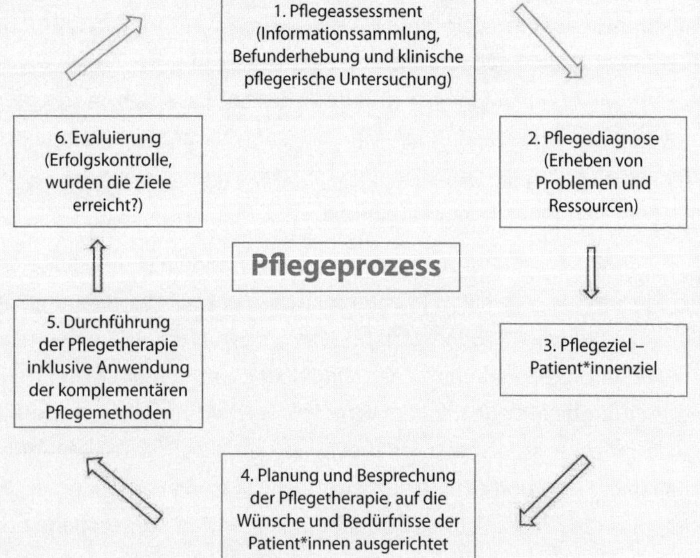

Es handelt sich um eine systematische Arbeitsmethode zur Erfassung, Planung, Durchführung und Evaluierung pflegetherapeutischer Behandlung. Mit dieser Arbeitsmethode wird angestrebt, dass Pflegehandlungen individuell an Ihre jeweilige Situation angepasst werden.

PFA und PA können einzelne – ihnen von der DGKP übertragene – Pflegemaßnahmen eigenständig (PFA) oder mitwirkend (PA) durchführen. Die DGKP schätzt primär Ihren Gesundheitszustand ein, stellt Pflegerisiken fest. Dann entscheidet sie, welche Pflegetherapie sie selbst durchführt bzw. welche sie delegieren kann.

Die Gesamtverantwortung zur Pflegediagnostik und Planung der Maßnahmen obliegt allein der DGKP. Sie wird in der Praxis die Durchführung von (Teil-)Tätigkeiten an die PFA bzw. PA delegieren.

Es findet ein interprofessioneller Informationsaustausch sowie eine interprofessionelle Zusammenarbeit aller Berufsgruppen statt.

Ich, ________________________________ erkläre mich hiermit einverstanden, dass für die Dauer meines Aufenthaltes die Pflegetherapie nach dem Pflegeprozess von einer DGKP durchgeführt wird.

Datum: _________________ Unterschrift: ________________________________

Abbildung 1: Einverständniserklärung
(adaptiert nach Hindrichs/Rommel, 2018, S. 35)

Durchführung ärztlich übertragener Tätigkeiten übergehen, da dies der Pflegeprozess nicht vorsieht. Wird nach Pflegeprozess vorgegangen, ist klar, welche Tätigkeiten zuerst durchgeführt werden müssen.

Bei der Anwendung des Pflegeprozesses sind Kommunikationskompetenz und Beziehungsarbeit Voraussetzung. Bei der Schaffung der Beziehungsqualität spielt die Beziehung als „Aushandlungsgeschehen" zwischen Fachlichkeit, den Bedürfnissen der pflegebedürftigen Person und ihrer Zugehörigen sowie ethischen Leitlinien eine große Rolle.

Um akkurate Pflegediagnostik zu betreiben, sind theoriegeleitete Konzepte in der Gesprächsführung (siehe Kap. 8 und 9) maßgeblich. Primär richtet sich der Fokus auf die Gesprächspartner*innen, und dabei wird das ehrliche Interesse an deren Person verdeutlicht. Dieses Vorgehen erfordert im praktischen Lernprozess persönliche Begleitung mit Coaching der Auszubildenden. In diesem Prozess wird auch das vernetzende Denken gefördert, um insbesondere in komplexen Pflegesituationen bestehen zu können. Folglich sind sehr gute Sprachkenntnisse in Wort und Schrift sowie eine einheitliche Fachsprache Voraussetzung, um den Pflegeprozess für alle nachvollziehbar und fachlich auf hohem Niveau darstellen zu können.

Das Studium der Gesundheits- und Krankenpflege an einer Fachhochschule schafft die Voraussetzungen, um die Herausforderungen der pflegerischen Arbeit zu meistern. In der Pflege sind Theorie und Praxis zu verbinden und – im Sinne „besonderen" reflektierenden Denkens – im Lichte des wissenschaftlichen Handelns wesentlich.

Menschen mit Schmerzen verdienen eine hohe Qualität in der Durchführung von Pflegetätigkeiten.

Man geht davon aus, dass das gesellschaftliche Ziel besteht, hohe Pflegequalität primär durch den Einsatz von diplomierten Gesundheits- und

Krankenpflegepersonen zu garantieren. Das heißt: Um dieses Ziel zu erreichen, muss in der Praxis gewährleistet sein, dass die Erstbegutachtung ausschließlich durch DGKP erfolgt und dass auch die Durchführung von komplexen Pflegemaßnahmen von DGKP erfolgt oder unter Fachaufsicht von den PFA oder PA übernommen wird. Regelmäßige Evaluierungen durch DGKP überprüfen die Notwendigkeit, die korrekte Durchführung und die Wirksamkeit der pflegerischen Interventionen bzw. Maßnahmen. Hier ist Bewusstseinsbildung notwendig, um zu verstehen, dass professionelle Pflege nicht bloß einige Verrichtungen wie z. B. Körperpflege, An- und Auskleiden oder Hilfe bei der Verrichtung der Notdurft abdeckt.

Insbesondere bei der Pflege von kranken und alten Menschen wird sensibles, reflektiertes Vorgehen erwartet. Das heißt, die Basis der Pflege ist das Eingehen auf individuelle Bedürfnisse (siehe Kap. 6). Dies erfordert in der Regel das Beherrschen der Sprache sowie Sensibilität in Bezug auf die Lebenserfahrung der zu pflegenden Person.

1.3 Definition von Therapie

Das Wort Therapie wird in Pschyrembel online als Behandlung von Krankheiten, Linderung von Symptomen und Wiederherstellung von körperlichen und psychischen Funktionen definiert. Dabei wird klar dargestellt, dass eine Therapie nicht nur der Ärzteschaft vorbehalten ist. Neben Psycholog*innen und Physiotherapeut*innen werden in diesem Zusammenhang durch ihre Kernkompetenzen auch Pflegepersonen als therapeutisch tätige Berufsgruppe genannt (Pschyrembel, 2021).

Das Wort Therapie kommt vom altgriechischen *therapeia* und bedeutet „jemandem dienen" oder „Dienst an jemandem". Das Dienende wird seit jeher eher den Pflegeberufen als den ärztlichen Berufen zugeordnet. Hier wird noch deutlicher, dass das Wort von seinem Ursprung eher in Richtung Pflege als in Richtung Ärzteschaft geht. Die Reduktion des Wortes Therapie auf ärztliche Maßnahmen scheint ein gesellschaftliches Phänomen zu sein.

Waltraud Wurzer (2017) hat in ihrer Masterarbeit die Pflegetherapie ausführlich unter verschiedenen Aspekten beleuchtet. Dabei wird klar, dass das Wort Pflegetherapie im Pflegealltag schon fest verankert ist. Sie stellt die Frage, ob die aktuelle Berufsbezeichnung angesichts der erweiterten Kernkompetenzen und der akademisierten Grundausbildung noch zeitgemäß ist (Wurzer, 2017, S. 12). Der professionelle Pflegeberuf entwickelt sich kontinuierlich weiter. Um eine interprofessionelle Zusammenarbeit auf Augenhöhe zu gewährleisten, wäre in Zukunft die Berufsbezeichnung Pflegetherapeut*in anzustreben, um auch für andere Berufsgruppen klar aufzuzeigen, dass sich die pflegetherapeutischen Interventionen kurativ und präventiv auswirken und Pflege somit Teil eines interdisziplinären Behandlungsprozesses ist.

1.4 Interdisziplinär versus interprofessionell

Die Worte „interdisziplinär“ und „interprofessionell“ werden häufig synonym verwendet, aber meinen sie tatsächlich das Gleiche?

„Interdisziplinär“ wird im Duden online als „mehrere Disziplinen umfassend“ definiert (Duden online, 10.10.2020). „Interprofessionell“ meint das „Miteinander“ (Duden online, 10.10.2020): Die unterschiedlichen Kompetenzen der Gesundheitsberufe werden bei der interprofessionellen Zusammenarbeit miteinander verbunden; dabei ist das Arbeiten auf Augenhöhe entscheidend. Hierarchische Strukturen sind hierbei nicht mehr vorhanden, jede Berufsgruppe ist gleich wichtig. Bei der interdisziplinären Zusammenarbeit überschneiden sich die jeweiligen Wissensgebiete unter Berücksichtigung des jeweiligen Forschungsstandes (Mahler/Gutmann/Karstens/Joos, 2014). Somit sind in der multimodalen Schmerztherapie sowohl die Interdisziplinarität – also das Verbinden der unterschiedlichen Wissensgebiete – als auch die Interprofessionalität – also das gemeinsame Tun auf Augenhöhe – entscheidend.

1.5 Multimodale Schmerztherapie

Die Behandlung von Schmerzpatient*innen findet immer multimodal statt. Darunter versteht man die Kombination von Medikamenten und anderen schmerztherapeutischen Verfahren. Nicht-medikamentöse Maßnahmen allein können eine Schmerzlinderung bewirken. Ein Medikament allein führt nie zum Erfolg, da immer auch automatisch eine nicht-medikamentöse Maßnahme durchgeführt wird, z. B. reibt man die schmerzende Stelle oder legt Wärme/Kälte auf, nimmt eine Schonhaltung ein oder es wird moderate Bewegung durchgeführt, bevor dann eventuell ein Schmerzmedikament eingenommen wird.

Die DGKP erhebt bei Beginn des Pflegeassessments, ob der/die Patient*in Schmerzen hat. Dann erfolgt ein entsprechendes Pflegeassessment (Kap. 3). In diesem Assessment wird mit den Betroffenen vereinbart, welche weiteren Maßnahmen eingeleitet werden.

Einseitige Behandlungen führen nicht zur Schmerzlinderung. Eine multimodale, d. h. eine auf mehrere Ebenen ausgerichtete Therapie (z. B. im Sinne des biopsychosozialen Modells; siehe Kap. 3) muss oberstes Behandlungsprinzip sein.

Patient*innen haben nach der Vereinbarung zur Sicherstellung der Patientenrechte, kurz Patientencharta, Art. 7, das Recht auf eine bestmögliche Schmerztherapie. Diese ist immer multimodal. Sie haben jedoch nicht das Recht auf Schmerzfreiheit. (Parlament Österreich, 2021)

1.6 Die therapeutische Rolle der Pflege im Schmerzmanagement

Die Rolle der Pflege im Schmerzmanagement als zentrale Steuerungseinheit ist klar und in vielen Leitlinien und Handlungsempfehlungen dezidiert beschrieben. So beschreibt der Expertenstandard „Schmerzmanagement in der Pflege", herausgegeben vom Deutschen Netzwerk zur Qualitätssicherung in der Pflege (DNQP), in seinen Ausführungen, dass der professionellen Pflege eine „wichtige integrative und koordinierende Aufgabe" zukommt und die Pflegepersonen eine „kontinuierliche therapeutische Beziehung" mit Schmerzpatient*innen eingehen (DNQP, 2020, S. 25). Das bedeutet: Die professionelle Pflege ist therapeutisch tätig.

Weiters wird vom DNQP die professionelle Schmerzerfassung als Grundlage für gutes Schmerzmanagement angesehen. Das Schmerzassessment wird dabei unter Zuhilfenahme des biopsychosozialen Modells nach Engel (siehe Kap. 3) durchgeführt (DNQP, 2020, S. 28, 71). In den S3-Leitlinien „Schmerzassessment bei älteren Menschen in der vollstationären Altenhilfe", herausgegeben von der Deutschen Schmerzgesellschaft e.V. und dem Deutschen Zentrum für Neurodegenerative Erkrankungen in der Helmholtz-Gemeinschaft, wird das pflegerische Schmerzassessment als „Grundlage für die Diagnosestellung" (DSG/DZNE, 2017, S. 10) beschrieben. Das bedeutet: Sinnvolle Interventionen werden geplant, durchgeführt und evaluiert.

Das interdisziplinäre Positionspapier „Perioperatives Schmerzmanagement" beschreibt die Schmerzerfassung und Schmerzdokumentation als „Basis für die Therapieentscheidung" bei postoperativen Schmerzen (Likar/Jaksch/Geyrhofer et al., 2017, S. 464).

Andere Berufsgruppen im Gesundheitswesen (Ärzteschaft, Physiotherapeut*innen, Ergotherapeut*innen, Psycholog*innen, Diätolog*innen, Sozialarbeiter*innen etc.) wirken am Schmerzmanagement mit. Wie Abbildung 2 (siehe nächste Seite) zeigt, sind die Pflegetherapeut*innen oft die Ersten bei der Steuerung im Schmerzmanagement. Erst dann werden die anderen Berufsgruppen in den Prozess einbezogen und es werden Interventionen bzw. Maßnahmen auf Basis der Beobachtungen der Pflege gesetzt. Die Evaluation aller therapeutischen Maßnahmen erfolgt wiederum durch die DGKP.

Pflege ist somit nicht das „Beiwagerl" anderer Berufsgruppen, sondern eine eigenständig handelnde Berufsgruppe, die in ihrer Tätigkeit nicht von anderen Berufsgruppen abhängig ist (Zegelin, 2018). Die Tätigkeiten anderer therapeutischer Berufsgruppen können sich sehr wohl auf die Pflegetherapie auswirken. Wenn ärztlich verordnete Medikamente Nebenwirkungen wie Übelkeit oder Schwindel auslösen, wirkt sich das auf die Pflegetherapie insofern aus, als die Einnahme von Mahlzeiten verschoben werden muss oder eine Mobilisierung mit Schwindel nicht durchgeführt werden kann. Wenn Patient*innen nach einer physikalischen Therapie müde sind, müssen weitere pflegetherapeutische Maßnahmen verschoben werden. Wenn Stunden nach einem Gespräch mit Psychotherapeut*innen Emotionen verstärkt aufkommen, sind DGKP die ersten Ansprechparter*innen.

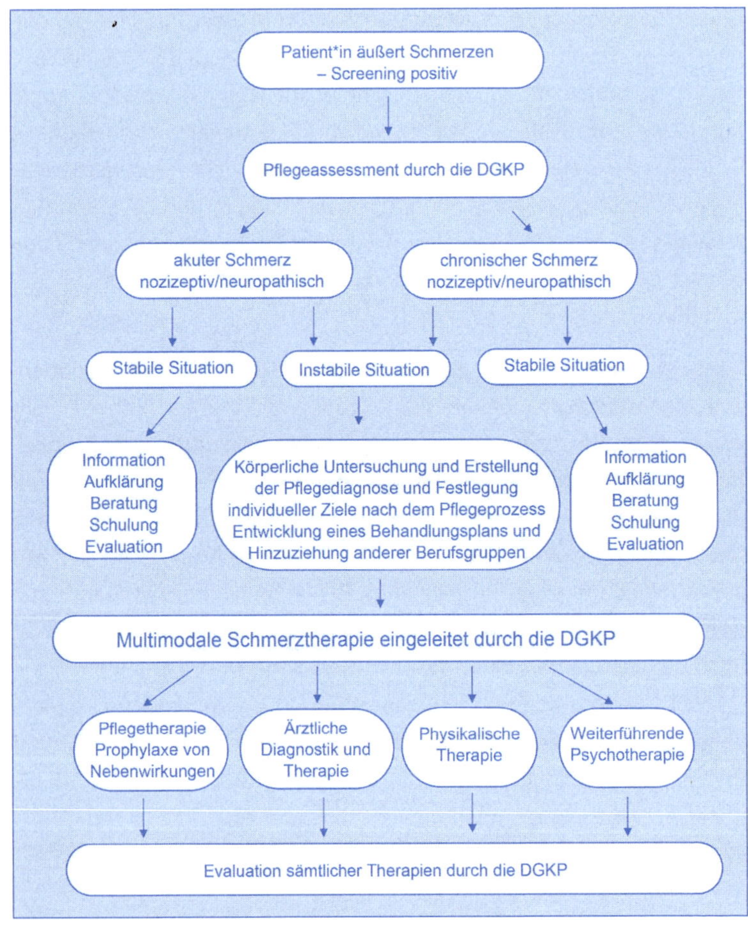

Abbildung 2: Multimodale Schmerztherapie, adaptiert nach DNQP (2020, S. 215; Geyrhofer, 2021, S. 59)

Merke: die 5 „E“:

- Einbindung des/der Patient*in durch Information/Aufklärung/Schulung/Beratung
- Erfassung des Schmerzes mittels Schmerzskalen
- Einsatz von medikamentösen und nicht-medikamentösen Maßnahmen zur Schmerzlinderung (= multimodale Schmerztherapie)
- Evidenzbasiert (Evidence based Nursing – EBN) unter Berücksichtigung aktueller Pflegeforschung
- Evaluation aller durchgeführten Interventionen (inkl. Gespräche)

= Erfolgreiches Schmerzmanagement in der Pflege!

Zusammenfassung

Die professionelle Pflege ist weltweit als therapeutisch und wissenschaftlich tätige Berufsgruppe anerkannt und hat einen hohen Stellenwert in der multimodalen Schmerztherapie, sowohl im Schmerzassessment und in der Diagnostik als auch in der Therapie.

Eine multimodale Schmerztherapie kann nur unter Einbindung der pflegewissenschaftlichen Erkenntnisse umgesetzt werden.

Die DGKP ist therapeutisch tätig und leitet den Behandlungsprozess im Schmerzmanagement ein.

2 Schmerzwahrnehmung und Schmerzarten – Möglichkeiten der medikamentösen Therapie und Nebenwirkungsmanagement

"The word pain is a purely psychological term"
(Wall/McMahon, 1986)

Wird der Umgang mit Schmerz in der westlichen Gesellschaft reflektiert, könnte der Eindruck entstehen, Schmerz wäre etwas Mechanisches, das repariert gehört. Zuerst werden Schmerzen geäußert, darauf folgt die Einnahme eines Schmerzmittels, und wenn das nicht ausreicht, folgen zahlreiche oft bildgebende Untersuchungen und weitere Schmerzmittel. Ergeben die Untersuchungen keinen Befund, hat der Mensch mit Schmerzen Pech gehabt, er wird vom Gesundheitssystem buchstäblich fallengelassen, denn ohne Befund kann nichts behandelt werden und ohne Befund kann auch kein Schmerz entstehen. Das Fachgebiet der Psychologie – so scheint es – ist dann die letzte Hoffnung, dem Phänomen Schmerz zu begegnen – vielleicht hilft es, über das Leiden zu sprechen, wenn schon die Schmerzmittel versagen. Aussagen von Pflegepersonen und Ärzt*innen wie „Das ist ja psychosomatisch" oder „Der Mensch will doch nur Aufmerksamkeit" werden häufig voreingenommen getätigt.

Dieses Kapitel zeigt die Unterschiede zwischen Nozizeption und Schmerz auf und soll dazu beitragen, Schmerz differenziert zu betrachten und zu therapieren. Das Nebenwirkungsmanagement wird von der DGKP von Beginn an mitgeplant und umgesetzt.

2.1 Unterscheidung Nozizeption und Schmerz

Schmerz wird als Nozizeption beschrieben. Dabei wird der Nozizeptor gereizt, und diese Reizung verursacht dann die Empfindung Schmerz. Bei genauerer Betrachtung heißt Nozizeption nur, dass ein Schaden entsteht oder eventuell entstehen kann; der Nozizeptor ist die Nervenendigung, die auf diesen Schaden oder diesen Reiz reagiert. Folgt man den Aussagen von Wall und McMahon, dass Schmerz ein rein psychologischer Begriff ist, wird schnell klar, dass die Beschreibung des nozizeptiven Zustandes eigentlich noch nicht die Schmerzwahrnehmung wiedergibt. Ob ein Reiz oder eine Schädigung tatsächlich einen Schmerz auslöst, hängt weder von der Schädigung noch vom Reiz ab, der erzeugt wird (Wall/McMahon, 1986, S. 254).

Als Nozizeption wird – vereinfacht dargestellt – die Antwort bestimmter Sensoren, sogenannter Nozizeptoren, auf ein schädigendes Ereignis angesehen. Die Verarbeitung dieser Antwort erfolgt im nozizeptiven System.

Schmerz ist jedoch die individuelle Wahrnehmung des nozizeptiven Reizes; dabei spielen kognitive und emotionale Bewertungen eine große Rolle (Magerl/Treede, 2017, S. 33).

Der Mensch nimmt die Empfindungen wahr, die bei Gewebs- oder Nervenverletzungen entstehen, nicht das Vorliegen von Schmerzen (Frank, 2015, S. 126). Schmerz entsteht erst, wenn der Mensch der Empfindung eine Bedeutung gibt (Le Breton, 2003, S. 16). Nozizeptive Missempfindungen im Knie lösen bei einem/r Marathonläufer*in eine andere Schmerzwahrnehmung aus als bei unsportlichen Menschen, weil sie eine andere Bedeutung haben. Während ein unsportlicher Mensch einen Schaden im Knie als Ausrede verwenden kann, um keinen Sport machen zu müssen, ist es für eine/n Marathonläufer*in sehr belastend, eine Weile sportliche Betätigungen aussetzen zu müssen.

Deshalb können pathologische Veränderungen im Körper und Krankheitsbilder nicht miteinander verglichen werden. Was sich in der Theorie so leicht anhört, wird in der Praxis bei Vertreter*innen der Gesundheitsberufe jedoch ignoriert, wenn Aussagen wie „Herr M. hat aber viel weniger Schmerzen als Herr S., obwohl beide die gleiche Erkrankung haben" getätigt werden. Das passiert, wenn Nozizeption mit Schmerz gleichgesetzt wird.

Die Intensität einer Schmerzempfindung hängt oft nicht mit der Schwere oder Gefährlichkeit einer Erkrankung zusammen. Zahnschmerzen können als sehr heftig empfunden werden, ein bösartiger Tumor löst im Anfangsstadium oft keine pathologischen Empfindungen aus (Schug, 2012, S. 40).

2.2 Kognitive und emotionale Bewertung

Das, was meist als Schmerz definiert wird, sind die emotionale Reaktion und das erlernte Verhalten auf einen nozizeptiven oder neuropathischen Reiz. Dieses Verhalten wird schon in den ersten Lebensjahren erlernt.

Seit den frühen Kindheitstagen speichert der Mensch, wie auf den schädigenden Reiz reagiert wird: Stürzt ein Kind beim Spielen und verletzt sich, wird es sofort von den Eltern oder anderen Bezugspersonen in den Arm genommen und getröstet, und die schmerzende Stelle wird berührt. Dadurch wird schon eine erste Schmerzlinderung ganz ohne Medikamente erzielt und prägt die Reaktion auf Schmerz. Diese frühkindlichen Erfahrungen im Umgang mit Schmerz haben einen besonders hohen Stellenwert, wenn es darum geht, Menschen mit Demenz bei Schmerzzuständen zu begleiten und zu behandeln, denn Menschen mit Demenz erinnern sich an ihre frühkindlichen Schmerzerfahrungen (Kröner-Herwig, 2017, S. 4).

Schmerzen werden zunächst ohne Medikamente gelindert. Der Mensch lernt aber auch, dass er besser aufpassen soll, er merkt sich, dass eine heiße Herdplatte Verbrennungen auslösen, Eis und Schnee Erfrierungen hervorrufen und Unachtsamkeit beim Gehen Stürze nach sich ziehen können. Sowohl bei akutem als auch bei chronischem Schmerz werden die sogenannten Schutz- und Vermeidungsreflexe aktiviert. Der Mensch entflieht dem Schmerz, indem er sich zurückzieht, eine Schonhaltung einnimmt und sich dadurch vor weiteren Schäden schützt (Kröner-Herwig, 2017, S. 4).

Das menschliche Gehirn speichert diese Informationen in vielen verschiedenen Regionen und sorgt dafür, dass Menschen vor Feuer, Kälte und Hindernissen Angst haben und sie deshalb meiden. Es entwickelt sich dadurch das Schmerzgedächtnis – manche Schmerzerfahrungen werden gespeichert, um z. B. nicht mehr auf die heiße Herdplatte zu greifen. Andere Schmerzerfahrungen sollen vergessen werden, wie nach einem Bandscheibenvorfall oder nach einem Unfall. Diese Erfahrungen können nicht gelöscht, sondern durch das Erlernen neuer Verhaltensmuster „überschrieben" werden, indem z. B. nach einem Bandscheibenvorfall die Schonhaltung mit physikalischer Therapie wieder „vergessen" wird. Das Schmerzgedächtnis beeinflusst somit jede neue Schmerzerfahrung. Deshalb ist Schmerz nicht „vergleichbar" (Kröner-Herwig, 2017, S. 4).

Das **Schmerzgedächtnis** ist nicht eine einzige Stelle im Gehirn, viele Schaltstellen und Zentren sind für die Verarbeitung der Schmerzwahrnehmung zuständig. Diese Zentren können nicht gelöscht, jedoch kann das Verhalten bei Schmerzwahrnehmung verändert werden: Es werden andere Verhaltensmuster erlernt. Die Veränderung des Verhaltens ist ein aktives Geschehen, das von den Betroffenen ausgeht.

Abbildung 3 zeigt, dass Schmerz nicht auf körperliche Funktionen oder Erkrankungen reduziert werden kann. Die Nozizeption ist nur ein Teilbe-

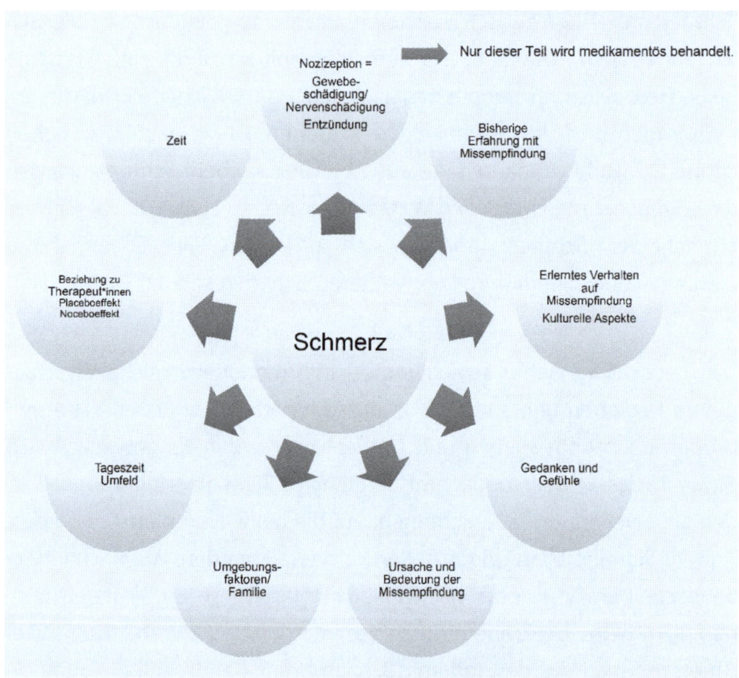

Abbildung 3: Schmerzwahrnehmung (nach Carr/Mann, 2014, S. 28)

reich, der sich auf die Schmerzwahrnehmung auswirkt und medikamentös behandelt wird.

Das **Schmerzverhalten** ist zum einen ein Reflex wie das Wegziehen der Hand beim Hingreifen auf die heiße Herdplatte, zum anderen ist es ein bewusstes Handeln wie die Anwendung von Kälte, das Aufsuchen von Physiotherapeut*innen, die Einnahme eines Medikamentes oder einer Schonhaltung. Diese Seite des Schmerzes wird auch als behaviorale Seite, also als erlerntes Verhalten auf einen Reiz, bezeichnet (Kröner-Herwig, 2017, S. 5).

Unter **Schmerzschwelle** versteht man die Reizstärke, die eine Reaktion – also ein Verhalten – hervorruft. Die **Schmerztoleranz** ist die Zeitdauer, die eine Person bereit ist, einen Reiz auszuhalten, bevor eine Reaktion, ein Verhalten ausgelöst wird.

Schmerz macht Angst, und Angst hat eine Komplikation: Das ist die Vermeidung. Das führt vor allem beim chronischen Schmerz zu dauerndem, anhaltendem Schonverhalten, wodurch sich physiologische Strukturen verändern, die letztlich wieder Schmerz auslösen. Es entsteht ein Dauerstress, der sowohl emotional als auch körperlich auf Dauer schädlich ist. Deshalb ist es wichtig, das Verhalten, aber auch die Gedanken und Gefühle gegenüber einer Schmerzerfahrung zu verändern (Kröner-Herwig, 2017, S. 7).

Die **Untersuchungen** vor allem beim chronischen Schmerz dienen in erster Linie der Ausschlussdiagnostik und nicht der Beweisdiagnostik. Die Wahrnehmung „Schmerz" kann nicht bewiesen werden, jedoch können gefährliche Erkrankungen wie Tumore oder Bandscheibenvorfälle, Entzündungen oder Blutungen ausgeschlossen werden. Nach Ausschluss von akuten und lebensbedrohlichen Erkrankungen muss entsprechend adäquat auf die Schmerzwahrnehmung sowohl auf der emotionalen als auch auf der körperlichen Ebene eingegangen werden. Nur Medikamente zu verordnen oder periphere Anwendungen wie Massagen durchzuführen, reicht nicht aus, um sowohl die akute als auch die chronische Schmerzwahrnehmung zu behandeln.

2.3 Schmerzarten

Akuter Schmerz dauert nur wenige Sekunden bis Tage oder einige Wochen an. Der Auslöser des Schmerzes ist meist bekannt und besteht in äußerlichen Einflüssen, etwa Schäden nach Sportverletzungen, Unfällen usw., oder in von innen ausgehenden – sogenannten endogenen – Prozessen wie Entzündungen oder Überdehnungen von Gelenken (Kröner-Herwig, 2017, S. 5). Die Tatsache, dass der Auslöser bekannt ist, beeinflusst auch die Angst. Wenn man sich sicher sein kann, dass der Schmerz wieder vergeht, minimiert das die Angst.

Dauert der Schmerz länger an als einige Wochen, spricht man vom **chronischen Schmerz**. Darunter werden sowohl anhaltende, also dauernde Schmerzen als auch rezidivierende, also immer wiederkehrende Schmerzen verstanden. Beispiele sind hier rheumatische Schmerzzustände oder Migräneattacken. Dabei müssen keine Auslösefaktoren gefunden werden. Chronischer Schmerz kann auch ohne Ursache vorherrschen (Kröner-Herwig, 2017, S. 5).

Unter einem **nozizeptiven Reiz** wird der sogenannte Gewebe- und Eingeweideschmerz verstanden, die Schmerzqualität wird meist als dumpf, ziehend, kolikartig oder pochend beschrieben. Zusätzlich wird der Reiz in „entzündlich" und „nicht entzündlich" unterschieden.

Als **neuropathische Reize** werden pathologische Empfindungen beschrieben, die mit Verletzungen oder Entzündungen der peripheren Nerven einhergehen. Entzündliche Nervenschmerzen können durch Erkrankungen wie Herpes zoster entstehen, bei einer metabolischen Störung entsteht die diabetische Polyneuropathie oder alkoholbedingte Neuropathie und bei Kompression durch einen Bandscheibenvorfall kommt es zur Radikulopathie. Die Schmerzqualität wird von den Betroffenen oft als einschießend, elektrisierend und brennend beschrieben (Frettlöh/Schwarzer/Maler, 2017, S. 555 f.).

Pathophysiologisch werden A-Delta-Fasern und C-Fasern unterschieden. **A-Delta-Fasern** sind für die schnelle Weiterleitung des Schmerzes zuständig, sie sind für die Wahrnehmung eines Nadelstichs verantwortlich. A-Delta-Fasern besitzen auf ihrer Oberfläche keine Opioidrezeptoren, weshalb Opioide bei nadelstichartigen, einschießenden Schmerzen oft wirkungslos sind. Hier helfen Lokalanästhetika, die Schmerzreaktion zu unterdrücken. **C-Fasern** leiten den Schmerz langsamer weiter und die Schmerzqualität wird hier als dumpf oder ziehend beschrieben. **A-Beta-Fasern** sind sogenannte Berührungsfasern, sie reagieren auf Berührung und sorgen dafür, dass das Schmerzempfinden nicht weitergeleitet wird. Deshalb wirken Berührungen und Streichungen bei akuten Schmerzen oft lindernd. Als Beispiel kann hier die Verletzung des Schienbeins genannt werden: Bei Anschlagen reibt man sich sofort das Schienbein, und der Schmerz wird geringer (Carr/Mann, 2014, S. 34–38).

Werden schmerzhafte Reize stärker empfunden, als sie tatsächlich sind, wird von einer **Hyperalgesie** gesprochen. Bei einer **Allodynie** wird ein Reiz, der normalerweise nicht unangenehm ist, als Missempfindung verspürt (z. B. streicheln).

2.3.1 Krankheitsbilder, die mit akuten nozizeptiven Schmerzen einhergehen

Hierzu zählen Krankheiten oder Verletzungen, die meist spontan beginnen und nach wenigen Tagen bis Wochen wieder abklingen.

Postoperativ: Nach einer Operation werden die Missempfindungen meist als nozizeptive, entzündliche Reize beschrieben. Wird ein Nerv beim chirurgischen Eingriff verletzt, können zusätzlich neuropathische Symptome auftreten. Es obliegt der DGKP, mittels Erhebung der Schmerzqualität rechtzeitig den Verdacht auf Neuropathie zu erkennen und entsprechend weiterzugeben. Engmaschige Kontrollen der multimodalen Schmerztherapie können wesentlich zur Reduktion der Chronifizierung der Missempfindungen führen.

Die Handlungsempfehlung „Interdisziplinäres Positionspapier Perioperatives Schmerzmanagement" empfiehlt eine präoperative Schulung der Patient*innen durch DGKP im Hinblick auf Schmerzerfassung und Möglichkeiten der Pflegetherapie. Die medikamentöse Therapie orientiert sich an Interventionsgrenzen (z.B. ab einem Schmerzwert von 3 nach der Numerischen Rangskala); eine Vorschreibung „bei Bedarf" ist weder gesetzlich zulässig noch zeitgemäß. Subkutane Verabreichungen von Schmerzmitteln sind im postoperativen Bereich zu vermeiden (Likar/Jaksch/Geyrhofer et al., 2017, S. 467 f., 470).

Zahnschmerzen: Wenn ein Zahn beschädigt wird, kann es zu akuten entzündlichen nozizeptiven Schmerzen kommen.

Koliken: Gehen meist von der glatten Muskulatur der Bauch- bzw. Hohlorgane aus, z.B. von der Gallenblase oder Niere. Sie sind oft bewegungsunabhängig und werden als krampfend, ziehend, kolikartig oder dumpf bezeichnet. Sie sind schwer zu lokalisieren und strahlen häufig in die umliegende Körperstruktur aus.

Weitere Organe, die nozizeptive Schmerzen auslösen können, sind Magen, Darm, Harnblase, Gebärmutter (Menstruationsbeschwerden) und Pankreas. Diese Schmerzen sind häufig akut und können sehr gut medikamentös behandelt werden.

Verletzungen/Traumata (entzündlich): Bei Verletzungen entstehen nozizeptive Schmerzen nach Gewalteinwirkung und Schädigung des Gewebes. Ursachen können mechanisch (Schnittverletzungen, Sportverletzungen), thermisch (Erfrierungen/Verbrennungen) oder chemisch (Substanzen wie Capsaicin) sein.

Akute Entzündungen: Sie werden auch Inflammation genannt und entstehen als Reaktion auf schädliche Reize, sogenannte Noxen. Es entwickeln sich typische Entzündungszeichen wie Rötung, Schwellung, Überwärmung und Missempfindung. Dabei werden Prostaglandine gebildet, die für diese Entzündungszeichen verantwortlich sind. Typisch sind hier akute Gelenksentzündungen (Arthritis), Halsentzündungen und Blinddarmentzündung. Auch diese Schmerzen können medikamentös sehr gut behandelt werden. Unterstützend helfen hier oft kühle Anwendungen wie Topfen-/Quarkwickel (Kap. 7).

Kopfschmerzen: Es werden ca. 200 Kopfschmerzarten unterschieden. Neben primären Kopfschmerzarten wie Spannungskopfschmerz, Cluster-Kopfschmerz oder Migräne können auch sekundäre Kopfschmerzen entstehen, verursacht durch einen Tumor oder eine Blutung. Auch diese pathologischen Reize sind häufig akut. Ausnahme ist die Migräne, die chronisch ist, jedoch im akuten Schub starke Schmerzen auslöst.

Muskelschmerzen: Muskelkater, Muskelverletzungen nach dem Sport oder akute Muskelverspannungen (Nacken „verreißen") sind meist von kurzer Dauer und entstehen bei Überanstrengung der quergestreiften Muskulatur.

Tumorschmerzen: Sie werden durch ein Tumorgeschehen ausgelöst und können sowohl akut als auch chronisch, nozizeptiv oder neuropathisch sein.

2.3.2 Krankheitsbilder, die mit chronischen nozizeptiven Schmerzen einhergehen

Chronische Schmerzen dauern über längere Zeit an. Häufig ist die Ursache unbekannt – hier wird auch von Krankheitssymptomen ohne Organbefund gesprochen.

Chronische Gelenksentzündungen: Diese Schmerzen entstehen oft bei Gelenksabnützungen wie Arthrose oder Osteoporose.

Chronische Muskelverspannungen: Werden akute Muskelverspannungen nicht entsprechend behandelt, können sie bei längerem Bestehen chronisch werden. Häufig sind dies chronische Rücken- oder Nackenschmerzen.

Migräne: Migräne zählt zu den primären Kopfschmerzarten mit wiederkehrenden Schmerzattacken. Diese können höchst unterschiedlich verlaufen. Oft werden die Schmerzen als dumpf und pulsierend beschrieben, manchmal können Begleitsymptome wie Übelkeit auftreten (Fritsche/Gaul, 2017, S. 477).

Fibromyalgie: Bei der Fibromyalgie bestehen Muskelschmerzen in den oberen und unteren Extremitäten sowie im Rücken und auch im Brustbereich. Oft treten diese Schmerzen gleichzeitig auf, die Betroffenen berichten von einem Ganzkörperschmerz (Thieme/Gracely, 2017, S. 608).

2.3.3 Krankheitsbilder mit neuropathischen Schmerzen

Viele unterschiedliche Erkrankungen können entweder primär oder infolge von Komplikationen neuropathische Schmerzen auslösen. Erkrankungen wie Diabetes mellitus, Gefäßerkrankungen und Multiple Sklerose können zu Nervenschäden und zu neuropathischen Schmerzen führen. Akute neuropathische Schmerzen können durch Lumbalgien, Herpes-zoster-Infektionen oder Amputationen nach Unfällen ausgelöst werden. Im Folgenden wird auf die häufigsten Krankheitsbilder, die neuropathische Schmerzen hervorrufen können, eingegangen.

Rückenschmerzen mit neuropathischer Komponente: Rückenschmerzen können durch Muskelverspannungen und erhöhten Druck auf die Nervenbahnen neuropathische Schmerzen auslösen. Die Symptome werden oft als einschießend, kribbelnd und brennend beschrieben. Sie strahlen zumeist in die Beine aus. Zusätzlich entstehen Entzündungen am Ort des Geschehens. Aus diesem Grund können trotz neuropathischer Schmerzen kurzfristig nicht-steroidale Antirheumatika (NSAR) zum Einsatz kommen. Neben trizyklischen Antidepressiva und Antikonvulsiva werden lokal Lidocain- und Capsaicin-Pflaster oder -Cremes eingesetzt. Zusätzlich wird das Eingehen auf Begleitsymptome wie Angst und depressive Verstimmungen explizit empfohlen (Lux, 2018, S. 20 f.).

Herpes zoster: Herpes zoster ist eine Infektionserkrankung, die durch das Varizella-Zoster-Virus ausgelöst wird und in weiterer Folge Nervenschmerzen hervorrufen kann. Als medikamentöse Therapie stehen hier trizyklische Antidepressiva sowie Gabapentin und Pregabalin als erste Mittel der Wahl zur Verfügung. Nicht-steroidale Antirheumatika (NSAR) und Paracetamol werden als unwirksam beschrieben. Somit stehen medikamentös nur wenige Substanzklassen als Therapie zur Verfügung. Lokale Anwendungen mit Lidocain oder Capsaicin-Cremes und -Pflastern können zum Einsatz kommen (Wollina/Machetanz, 2016, S. 661).

Diabetische Polyneuropathie: Die diabetische Polyneuropathie ist eine Folgeerscheinung von unbehandeltem oder schlecht eingestelltem Diabetes mellitus. Dabei werden generalisiert alle peripheren Nerven geschädigt. Betroffene berichten typischerweise über Kribbeln und Brennen an den Füßen und Handflächen, und auch Sensibilitätsstörungen können auftreten. Wie bei den oben beschriebenen Krankheitsbildern kommen auch hier Pregabalin und Gabapentin bzw. trizyklische Antidepressiva als medikamentöse Maßnahme zum Einsatz. Lokal kann ein Capsaicin-Pflaster oder eine Capsaicin-Creme aufgetragen werden (Frettlöh/Schwarzer/Maler, 2017, S. 561).

Phantomschmerzen nach Amputationen: Phantomschmerzen sind schmerzhafte Empfindungen, die nach Amputationen in einem nicht mehr vorhandenen Körperteil verspürt werden. Die Pathophysiologie ist bis heute ungeklärt. Die Schmerzen können sofort nach der Amputation auftreten, sie können jedoch auch nach einem schmerzfreien Intervall

Jahre später auftreten. Neben den medikamentösen Maßnahmen wird die Spiegeltherapie als mögliche nicht-medikamentöse Therapie empfohlen. Hierbei wird die noch vorhandene Gliedmaße (Arm oder Bein) im Spiegel gespiegelt, und mittels einer Illusion kann es durch Veränderungsprozesse im Gehirn zu einer Schmerzlinderung kommen (Frettlöh/Schwarzer/Maler, 2017, S. 565).

Komplexes regionales Schmerzsyndrom (CRPS II): Das CRPS II tritt meist nach Unfällen und Verletzungen auf. Die Betroffenen klagen über starke, brennende Schmerzen und extreme Berührungsempfindlichkeit sowie über Schwellungen. Die Pathogenese ist bis heute nicht vollständig geklärt. Oft kommt es zu Spontanremissionen nach einem Jahr. Bei dieser Erkrankung kommt es häufig zu depressiven Stimmungslagen und erhöhter Ängstlichkeit, weswegen hier ein mehrdimensionaler Therapieansatz, vor allem mit psychosozialer Begleittherapie, empfohlen wird (Frettlöh/Schwarzer/Maler, 2017, S. 570–573).

Chemotherapieinduzierte Polyneuropathie (CIPN): Diese kann durch die unterschiedlichen Therapien hervorgerufen werden. Die S3-Leitlinie „Supportive Therapie bei onkologischen PatientInnen" empfiehlt hier u. a. eine 1 %ige Mentholcreme. Das Rezept könnte folgendermaßen lauten: 1 g Menthol in 100 g Ultrasicc (Leitlinienprogramm Onkologie, 2020, S. 261).

2.4 Möglichkeiten der medikamentösen Schmerztherapie

Die Schmerztherapie orientiert sich am **Pathomechanismus**: Es wird dabei zwischen nozizeptiven und neuropathischen Schmerzen unterschieden (Jaksch, 2016, S. 35). Durch die Erhebung der Schmerzqualität differenzieren DGKP, ob ein Schmerz ein Nozizeptor- oder ein neuropathischer Schmerz ist. Die Schmerzqualität ist in weiterer Folge wichtig für die multimodale Schmerztherapie.

Während akute nozizeptive Schmerzen gut behandelt werden können und nach wenigen Tagen bis Wochen wieder abklingen, ist die Therapie chronischer Schmerzen komplex und langwierig. Schmerzen werden immer **multimodal** behandelt, es werden medikamentöse und nicht-medikamentöse Maßnahmen kombiniert. Kurzfristige akute Schmerzen, deren Ursache bekannt ist, können rein **nicht-medikamentös** behandelt werden, z.B. bei einer mechanischen Verletzung des Schienbeines, bei Muskelkater nach sportlicher Überanstrengung, nächtlichem Wadenkrampf, einer leichten Verbrennung nach Sonneneinwirkung oder beim Greifen auf die heiße Herdplatte. Aber auch leichte Kopfschmerzen oder Bauchschmerzen werden als nozizeptive Schmerzen beschrieben und können ausschließlich nicht-medikamentös behandelt werden. Dadurch gilt der Grundsatz, dass jeder Schmerz zunächst eine erste nicht-medikamentöse Maßnahme durch Berührung, Zuwendung und Gespräch erhält, während Medikamente je nach Schweregrad und Dauer des Schmerzes zusätzlich verabreicht werden.

Nozizeptive Schmerzen gehen meist vom Gewebe aus und sprechen auf Medikamente gut an. Bei **neuropathischen Schmerzen** sind die gängigen Schmerzmittel für die Betroffenen meist nicht zufriedenstellend wirksam, darum werden Medikamente wie Gabapentinoide, Antikonvulsiva oder trizyklische Antidepressiva verabreicht. Diese Medikamente werden auch als Co-Analgetika bezeichnet. Bei akuten neuropathischen Schmerzen werden lokale Therapien wie Lokalanästhetika empfohlen (Jaksch, 2016, S. 36).

Die Wirksamkeit der Antikonvulsiva wird in der Literatur jedoch nur bei jedem sechsten bis achten Betroffenen beschrieben (Liechti, 2015, S. 448). Die medikamentöse Therapie scheint hier somit an ihre Grenzen zu kommen – ein Grund mehr, die Aufmerksamkeit auf nicht-medikamentöse

Maßnahmen zu lenken, um die Betroffenen dabei zu unterstützen, ihren neuropathischen Schmerz besser in den Griff zu bekommen.

Eine Schmerztherapie nach dem dreistufigen WHO-Schema ist heute nicht mehr zeitgemäß, jedoch können die einzelnen Substanzklassen der Schmerzmedikamente nach dem WHO-Stufenschema eingeteilt werden.

Die Effektivität eines Medikaments wird mittels „number needed to treat" (NNT) bestimmt: Das ist die Anzahl, die angibt, wie viele Personen mit einer Testsubstanz über eine bestimmte Zeit behandelt werden müssen, um bei einer Testperson das gewünschte Therapieziel zu erreichen. Therapieziel bei akuten Schmerzen ist eine Schmerzreduktion um 50 % über 4–6 Stunden (Thieme/Wille, 2013, S. 290).

Die Auswahl der Medikamente obliegt in Österreich der Ärzteschaft. Es existieren unterschiedliche Meinungen und Empfehlungen hinsichtlich der Wirkweise der Medikamente und ihrer Dosierung. Ärzt*innen werden immer entsprechend der individuellen Situation ihrer Patient*innen die entsprechende Medikation auswählen. Diese kann von Leitlinien und Handlungsempfehlungen abweichen.

2.4.1 Medikamente der Stufe 1 nach dem WHO-Stufenschema

Die Medikamente der Stufe 1 werden in Nichtopioid-Analgetika (Metamizol, Paracetamol) und nicht-steroidale Antirheumatika (z. B. Ibuprofen, Diclofenac, Mefenaminsäure, Naproxen etc.) eingeteilt.

Nicht-Opioid-Analgetika (NOA): In dieser Wirkstoffgruppe befinden sich Paracetamol und Metamizol. Sie haben eine 2-A-Wirkung: analgetisch und ausgezeichnet antipyretisch. Sie haben jedoch keine oder nur eine geringe entzündungshemmende Wirkung.

Paracetamol: Der Wirkmechanismus ist bis heute nicht geklärt. Der NNT-Wert beträgt 3,7 bei 1000 mg Paracetamol. Paracetamol ist somit weniger effektiv als NSAR. Eine längerfristige und hochdosierte Einnahme kann zu Leberinsuffizienz bis zur Lebertoxizität führen. Paracetamol wird bei leichten bis mittelstarken Schmerzen verabreicht. Durch gleichzeitige Verabreichung von Paracetamol i.v. und Antiemetika (vor allem 5-HT3-Antagonisten) kann es zu einem Wirkverlust von Paracetamol kommen (Liechti, 2014, S. 437; Beubler, 2020, S. 28).

Metamizol: Wie bei Paracetamol ist auch der Wirkmechanismus von Metamizol nicht bekannt. Es hat eine starke analgetische und fiebersenkende, jedoch nur schwache antiinflammatorische Wirkung. Es wirkt spasmolytisch auf die glatte Muskulatur und wird deshalb oft bei Koliken eingesetzt. Metamizol ist nicht nierentoxisch, wie fälschlicherweise oft behauptet wird. In seltenen Fällen kann Metamizol eine Agranulozytose auslösen (Liechti, 2014, S. 439; Beubler, 2020, S. 29).

Nicht-steroidale Antirheumatika (NSAR): NSAR werden unterschieden in COX-1- und COX-2-Hemmer sowie Coxibe (selektive COX-2-Hemmer). Sie wirken durch die Hemmung der Cyclooxygenase analgetisch und antiinflammatorisch (entzündungshemmend). Sie haben viele unerwünschte Nebenwirkungen und Wechselwirkungen und sollten deshalb nur kurz und in niedriger Dosierung angewendet werden. Bei gleichzeitiger Gabe von niedrig dosierter Acetylsalicylsäure (ASS) als blutverdünnende Indikation und NSAR kann es zu einem Wirkverlust der Reinfarktprophylaxe kommen. Deshalb sollten hier die Zeitabstände berücksichtigt werden. NSAR sollten frühestens 30 Minuten nach der Gabe von ASS und spätestens acht Stunden vor der nächsten ASS-Gabe verabreicht werden. NSAR in Kombination mit ACE-Hemmern reduzieren die blutdrucksenkende Wirkung. Die häufigsten Nebenwirkungen sind Magenschmerzen, Darmulcera, Nierenfunktionsstörungen, erhöhte Leberfunktionsparameter und Hypertonie. Sie erhöhen das Risiko von kardialen Komplikationen. Eine Kombination mehrerer NSAR ist nicht sinnvoll und erhöht die Nebenwirkungen (Liechti, 2014, S. 438; Beubler, 2020, S. 31 ff.).

Protonenpumpenhemmer als Magenschutz sind nicht immer verpflichtend, es wird je nach Risiko entschieden, ob ein Protonenpumpenhemmer zum Einsatz kommt (Wulff/Könner/Kölzsch, 2012, S. 525). Risikofaktoren sind bereits bestehende Ulcuserkrankungen, die Einnahme von Cortison oder Antikoagulantien und Systemerkrankungen wie Diabetes mellitus oder Rheuma (Liechti, 2014, S. 438).

2.4.2 Medikamente der Stufe 2 und 3 nach dem WHO-Stufenschema

Es werden in der Stufe 2 **schwach wirksame Opioide** (z.B. Tramadol oder Codein) und in der Stufe 3 **stark wirksame Opioide** (z.B. Fentanyl, Hydromorphon, Morphin, Piritramid, Sufentanil etc.) unterschieden. Sie haben im Vergleich zu Schmerzmedikamenten der WHO-Stufe 1 eine geringe Organtoxizität und sind daher wichtige Medikamente vor allem bei älteren Menschen (Liechti, 2014a, S. 460). Bei Kopfschmerzen und Rückenschmerzen werden Opioide aufgrund ihrer mäßigen Wirksamkeit nur bedingt empfohlen. Die häufigsten Nebenwirkungen sind Obstipation, Übelkeit, Müdigkeit und Schwindel sowie eine verzögerte Magenentleerung und Stau von Gallen- und Pankreassaft (Liechti, 2014a, S. 460 ff.).

Es gibt unterschiedliche Angaben, ob es eine differenzierte Wirksamkeit der Opioide bei neuropathischen Schmerzen gibt. Das Positionspapier der Österreichischen Schmerzgesellschaft zu „Schmerzen, Schmerzerfassung und Schmerztherapie im Alter" empfiehlt Tramadol, Oxycondon und Buprenorphin bei Neuropathien (Likar/Stromer/Donnerer/Geyrhofer, 2020, S. 13; online abrufbar unter: www.pains.at).

2.4.3 Medikamente bei neuropathischen Schmerzen

Gegen neuropathische Schmerzen werden trizyklische Antidepressiva, Antikonvulsiva und Opioide eingesetzt. Der NNT-Wert von Pregabalin liegt bei 8.

Die häufigsten Nebenwirkungen sind:
- Schwindel
- Müdigkeit
- periphere Ödeme
- Gewichtszunahme

(Liechti, 2015, S. 448)

2.4.4 Placebogaben

Ein Placebo ist die **Verabreichung eines Scheinmedikamentes**, meist zu Studienzwecken. Hierbei willigen die Proband*innen ein und werden vorab aufgeklärt.

Der Placeboeffekt ist der Effekt, der erzielt wird, wenn man sich einem Menschen empathisch zuwendet. Die Sprache, die Beziehung, Kommunikationstechniken, nonverbale Zeichen, all das kann sich positiv auf den Heilungsverlauf auswirken. Mit anderen Worten: Menschliche Behandlungsweise hat einen Placeboeffekt!

Die American Society for Pain Management Nursing (ASPMN) hat hier eine klare Position, was den Einsatz von Scheinmedikamenten im Schmerzmanagement betrifft:

„Die Nutzung von Placebos außerhalb klinischer Forschung von Schmerz stellt ein Versagen hinsichtlich der kompetenten Anwendung verfügbarer Methoden dar, die in Standards und Leitlinien beschrieben sind" (DNQP, 2020, S. 164). Der Expertenstandard „Schmerzmanagement in der

Pflege" hat bei der ärztlichen Verordnung von Placebo als Schmerztherapie eine klare Vorgehensweise beschrieben. DGKP sollten Ärzt*innen darauf hinweisen, dass ein Scheinmedikament keine gute Therapie ist und die Verabreichung gegen die Pflicht, Schmerzen zu behandeln, verstößt (DNQP, 2020, S. 164).

Unwissen rechtfertigt unqualifiziertes Handeln nicht. Zeit- und Personalmangel rechtfertigen nicht, Schmerzpatient*innen im Stich zu lassen und keine wissenschaftlich fundierte multimodale Schmerztherapie durchzuführen. Solange die multimodale Schmerztherapie nicht nach den neuesten Erkenntnissen umgesetzt ist, ist eine Placebogabe – die Gabe eines Scheinmedikamentes – nicht gerechtfertigt und mit nichts zu begründen. Der Placeboeffekt, im Sinne einer empathischen Zuwendung, soll hingegen in jedem Fall genutzt werden.

2.5 Verabreichung der medikamentösen Therapie durch DGKP

Die Verabreichung der Arzneimittel ist nach § 15 GuKG grundsätzlich ärztliche Tätigkeit (Weiss/Lust, 2021, S. 164). Diese ärztliche Tätigkeit kann an die DGKP übertragen werden. Es muss sichergestellt werden, dass eine **klare Zielvorgabe** bei einer **klaren ärztlichen Diagnose** angegeben ist. Nur bei klaren Zielvorgaben kann die Therapie evaluiert, d.h. kann beurteilt werden, ob eine Therapie wirksam ist. Dadurch wird es selbstverständlich, dass es einen Schmerzwert braucht. Die Frage nach dem Schmerzwert ist also unerlässlich für eine zielgerichtete medikamentöse Schmerztherapie.

Fallvignette

Herr H., 86 Jahre alt, hat aufgrund seiner chronischen Schmerzen eine Basisanalgesie mit Hydromorphon 2-mg-Kapseln 2 x tgl. und Metamizol-Tropfen 3 x 20. Zusätzlich wurden von der Ärzteschaft Hydromorphon-Kapseln 1,3 mg bei Bedarf bis max. 6 x täglich im Abstand von 4 Stunden verordnet.

Zur Übertragung der ärztlichen Tätigkeit **„bei Bedarf"** wird im GuKG ein Erlass des Bundesministeriums zitiert, wonach eine Anordnung, bei der eine gleichzeitige Übertragung der ärztlichen Diagnostik an die DGKP erfolgt, nicht zulässig ist. Den Bedarf festzustellen, bedeutet, ärztlich zu diagnostizieren. Der Bedarf muss zweifelsfrei und nachvollziehbar sein (Weiss/Lust, 2021, S. 165 f.). Die Symptome müssen klar beschrieben sein, sonst ist eine Verordnung „bei Bedarf" durch die DGKP nicht umsetzbar. Die Verordnung in diesem Fallbeispiel ist nicht korrekt und die Pflegeperson ist hier berechtigt, auf die unzureichende Delegation hinzuweisen und eine korrekte Vorschreibung zu verlangen. Weiters ist hier weder die Schmerzsituation beschrieben (ist es ein nozizeptiver oder ein neuropathischer Schmerz?), noch ist die Lokalisation klar (bei welchen Schmerzen?), und der Bedarf ist nicht zweifelsfrei zu diagnostizieren.

Die Ärzteschaft denkt bei der Übertragung ihrer ärztlichen Tätigkeit prospektiv, also vorausschauend. Wenn dieses oder jenes Symptom bei einer bestimmten Erkrankung auftritt, dann kann nach klinischer Einschätzung das Medikament verabreicht werden. Ob dieses Symptom aufgetreten ist, kann nur durch die klinische Einschätzung der DGKP entschieden werden. Daher ist es unzulässig, PA und PFA eine Einzelfallmedikation ohne vorherige Begutachtung durch die DGKP verabreichen zu lassen.

Laut GuKG muss jedenfalls die Situation der Einzelfallmedikation beschrieben sein. Es müssen klar definierte Zielwerte vorgegeben sein: durch wen, welche/r Patient*in, welches Arzneimittel, in welcher Dosierung, wie oft, zu welchem Zeitpunkt bzw. über welchen Zeitraum und in welcher Form.

Tabelle 1 zeigt die korrekte Vorschreibung.

durch wen	DGKP
welches Arzneimittel	Novalgin®
zu welchem Zeitpunkt	bei postoperativen Schmerzen, wenn Schmerzqualität nozizeptiv ist
Dosierung	1000-mg-Tabletten
wie oft	max. 4 x täglich im Abstand von 6 Stunden
über welchen Zeitraum mit welchem Ziel	max. 72 Stunden, bis Schmerzwert unter 3 der NRS ist
in welcher Form	oral

Tabelle 1: Korrekte ärztliche Vorschreibung

Auch der Handelsname muss vorgeschrieben sein – eine Wirkstoff-Vorschreibung ist laut GuKG nicht zulässig (Weiss/Lust, 2021, S. 165).

Ist das Arzneimittel mit dem betreffenden Handelsnamen nicht lagernd, muss eine neue schriftliche Verordnung erfolgen. Eigenmächtig darf weder von der Apotheke noch von der DGKP das Arzneimittel bzw. der Handelsname abgeändert werden.

Weiters muss beachtet werden, dass bei der Verordnung von mehreren Schmerzmedikamenten die Priorisierung von der Ärzteschaft vorgegeben werden muss: Welches Arzneimittel soll als erstes verabreicht werden und mit welchem Ziel? Eine Verordnung, wo mehrere Schmerzmedikamente gleichzeitig aufgelistet sind und die DGKP die Reihenfolge der Verabreichung entscheiden soll, ist ebenfalls nicht zulässig.

2.6 Nebenwirkungsmanagement durch die DGKP

DGKP tragen gemäß § 12 GuKG im Rahmen der interprofessionellen Zusammenarbeit zur Aufrechterhaltung der Behandlungskontinuität bei (Weiss/Lust, 2021, S. 128). Diese wird durch engmaschige Kontrollen der Durchführung der Pflegetherapie und der ärztlich verordneten Therapie gewährleistet. Bei Unklarheiten, bei Sorge vor Nebenwirkungen und Wissensdefiziten können durch Information und Schulung die Adhärenz und die Eigenständigkeit der Betroffenen beeinflusst werden. Voraussetzung ist großes Wissen um die medizinische Therapie, da die Wirkung von der DGKP beobachtet und evaluiert wird. Das Nebenwirkungsmanagement ist verpflichtend von der DGKP zu planen und die Betroffenen sind entsprechend zu beraten.

Die **häufigsten Nebenwirkungen** der Schmerzmedikamente und Co-Analgetika sind unter anderem:

- Obstipation
- Übelkeit und Erbrechen
- Juckreiz auf der Haut
- trockene Haut und Schleimhäute
- Harnverhalt
- Müdigkeit und Schwindel
- Appetitlosigkeit

Das **Nebenwirkungsmanagement** durch die Pflege besteht in der Prophylaxe, Prävention und Ressourcenförderung. Nebenwirkungen können eine Änderung in der Pflegediagnose bewirken und sich auf die Pflegemaßnahmen auswirken. So kann eine Sturzprophylaxe zu Beginn der Opioid- oder Antikonvulsiva-Therapie notwendig werden. Deshalb darf sich die professionelle Pflege in die ärztliche Therapie einmischen, sie hat nach § 16 GuKG ein Vorschlagsrecht (Weiss/Lust, 2021, S. 178). Die DGKP muss sich einbringen, wenn es darum geht, rechtliche und ethische Aspekte im Schmerzmanagement umzusetzen.

Die Pflegetherapie bei Obstipation besteht in der Prophylaxe. Diese kann durch die Zufuhr von ausreichender Flüssigkeit, Leinöl oder Leinsamenschleim oder durch Bauchwickel umgesetzt werden (Neufeld/Pfuhlmann/Rist/Bauer/Langhorst, 2020, S. 261).

Bei Übelkeit können verschiedene Teezubereitungen mit Pfefferminze, Ingwer oder Earl-Grey-Tee mit dem Geschmack der Bergamotte hilfreich sein.

Eine gute Haut- und Schleimhautpflege beugt Trockenheit und Juckreiz vor.

Aktivierende Waschungen am Morgen, aktivierende Streichungen oder ein Fußbad können bei Müdigkeit und Schwindel Linderung schaffen.

Fallvignette

Frau W., 87 Jahre, im Pflegeheim lebend, klagt über schneidende, messerscharfe, einschießende und grausame Schmerzen im Bauchraum und im Ösophagusbereich, die Schmerzen strahlen in den Rücken aus.

Ärztlich verordnete Therapie:

- Hydromorphon ret. 2-mg-Kapseln 2 x täglich
- Hydromorphon-Kapseln 1,3 mg bei Bedarf bei Schmerzspitzen bis max. 6 x/Tag im Abstand von 4 Stunden
- Metamizol-Tropfen 20-20-20
- Paracetamol 500 mg 1-0-1
- Fentanyl Dep. Pflaster 25 mcg/h alle 3 Tage 1½ (also 37,5 mcg)

Der Hausarzt meint, Frau W. sei „austherapiert".

Frau W. ist rüstig, kognitiv nicht eingeschränkt, zieht sich jedoch immer mehr zurück. Es erfolgt ein kurzfristiger stationärer Aufenthalt, wo mit der oralen Einnahme von Pregabalin begonnen wird. Dies wird jedoch vom Hausarzt wieder abgesetzt.

Die DGKP führt ein Fachgespräch mit Frau W. und informiert sie über die Möglichkeit, ein privates Schmerzinstitut aufzusuchen. Frau W. hat zunächst Bedenken, vor allem, ob ihr dort auch geholfen werden kann. Nach einem gemeinsamen Gespräch mit dem Sohn und der Pflegeperson willigt Frau W. ein, das Schmerzinstitut aufzusuchen.

Ein Termin wird vereinbart, das Schmerzinstitut verändert die Therapie wie folgt:

- Buprenorphin-Pflaster 52,5 TD alle 3 Tage (bei neuropathischen Schmerzen!)
- Pregabalin 100 mg 1-0-0
- Pregabalin 75 mg 0-0-1
- Metamizol-Tropfen 40-40-40-40

Pflegetherapeutisch wird eine körperwarme Ölkompresse (siehe Kap. 7) mit einem Schmerzöl durchgeführt. Frau W. gibt danach eine Besserung ihrer Beschwerden an, auch geht sie wieder aus dem Zimmer und nach draußen spazieren.

Der Hausarzt hat zu dem verbesserten Zustand keine Meinung.

Frau W. erhält im Schmerzinstitut auch eine Akupunktur und gibt danach an, dass die Schmerzen dadurch noch besser geworden sind.

Als der Hausarzt erfährt, dass Frau W. eine Akupunktur erhalten hat, meint er, das könne er auch, dafür müsse sie nicht in ein Schmerzinstitut gehen. Er appliziert ihr ungefragt fünf Akupunkturnadeln in die Kopfhaut und geht. Nach ca. eineinhalb Stunden (als das Abendessen kommt), hat sich Frau W. die Nadeln selbst entfernt und ist völlig irritiert. Die Schmerzen beginnen danach wieder.

Durch intensive Gesprächsführung mit der DGKP und einer Ärztin wird mit Frau W. vereinbart, dass die Ärztin (die auch im Schmerzinstitut die Vertretung macht) die Akupunktur wiederholt, so wie sie auch das Schmerzinstitut durchgeführt hat.

Frau W. willigt ein, die Schmerzen werden wieder besser.

Dieses Fallbeispiel zeigt sehr gut, dass hier die Pflege die Steuerung des Schmerzmanagements übernommen hat. Die Pflegeperson hat dabei Frau W. über die Möglichkeit eines Schmerzinstituts aufgeklärt und sie „überwiesen". Die DGKP hat hier den neuropathischen Schmerz erhoben und erkannt, dass die bisherige Therapie unzureichend war. Es ist zu beachten, dass die finanziellen Ressourcen von Bewohner*innen eines Pflegeheimes beim Aufsuchen eines privaten Schmerzinstitutes mitberücksichtigt werden müssen.

Zusammenfassung

Leider lautet die geläufige Meinung immer noch, eine Schmerzäußerung benötige immer ein Medikament. Die emotionale Komponente, die sowohl beim akuten als auch beim chronischen Schmerz eine große Rolle spielt, wird bei medikamentösen Algorithmen zu wenig berücksichtigt.

Der Pflegediagnostik und der Rolle der DKGP im Schmerzmanagement wird zu wenig Bedeutung beigemessen.

Für eine multimodale Schmerztherapie müssen beide Diagnosen (die medizinische und die pflegerische) im Algorithmus berücksichtigt werden.

Nicht jeder Schmerz benötigt ein Schmerzmedikament, und nicht für jeden Schmerz gibt es ein Schmerzmedikament, das gut wirkt.

Es gibt für *alle* Schmerzarten nicht-medikamentöse Maßnahmen, die die Schmerzwahrnehmung verändern können, z.B. Berührung bei Streichungen, Einreibungen (A-Beta-Fasern werden aktiviert), Kälte, Wärme, Stromtherapie, Wickel, Aromapflege, Hypnotische Kommunikation, Entspannungstechniken oder Bewegung.

3 Das pflegerische Schmerzassessment

„Würdest du mir bitte sagen, wie ich von hier aus weitergehen soll?", fragte Alice.
„Das hängt sehr davon ab, wo du hin willst", erwiderte die Katze.
„Wohin ich komme, ist nicht so wichtig …", sagte Alice.
„Dann ist es auch gleich, wie du gehst", meinte die Katze.
„… solange ich nur irgendwohin komme", fügte Alice erklärend hinzu.
„Irgendwohin kommst du sicher", sagte die Katze, „wenn du nur lange genug weiterläufst."
Aus: Lewis Carroll, „Alice im Wunderland" (2013, S. 93)

Werden Schmerzpatient*innen über die bisherige Schmerzbehandlung befragt, können die Erfahrungsberichte manchmal an das Gespräch von Alice im Wunderland mit der Grinsekatze erinnern. Schmerztherapien werden verordnet, ohne jemals ein Ziel definiert zu haben. Patient*innen berichten dann, dass sie schon „alles gemacht" haben und „nichts geholfen" hat. Pflegetherapeut*innen wiederum erzählen, sie hätten den Patient*innen alles angeboten und irgendwie scheine nichts zu helfen.

Stellt man den Pflegetherapeut*innen dann die Frage nach dem **Behandlungsziel**, tritt anstelle einer Antwort fragendes Schweigen. Wie denn? Das Ziel ist ja wohl klar, die Patient*innen möchten keine Schmerzen mehr haben, antworten sie dann. Wird hier nachgehakt und gefragt, ob die Patient*innen denn dieses Ziel formuliert haben, wird die Frage verneint. Es stellt sich schnell heraus, dass die Frage nach dem Ziel gar nicht erst erörtert wurde.

Wird auch im Rahmen des Pflegeprozesses verabsäumt, Pflegeziele zu definieren, kann keine Evaluierung der durchgeführten therapeutischen Maßnahmen erfolgen. Ohne Ziel kommt man zwar „irgendwohin", so wie die Grinsekatze Alice im Wunderland antwortet, aber eine erfolgreiche

Schmerzbehandlung ist ohne Zielformulierung wohl schwer zu erreichen. „Irgendwohin" kommt man mit einer ziellosen Therapie sicher, meist jedoch führt diese Vorgehensweise zu frustranen Situationen sowohl auf der Seite der Betroffenen als auch auf jener der Pflegetherapeut*innen. Die Patient*innen werden dann häufig als schwierig erlebt und an andere Institutionen und Behandler*innen überwiesen.

Werden Patient*innen als schwierig erlebt, liegt der Verdacht nahe, dass kein Ziel formuliert wurde.

Das Kapitel soll erklären, wie das pflegerische Schmerzassessment die gesamte weitere multimodale Schmerztherapie steuert. Die Schmerzeinschätzung des Schmerzerlebens mittels Assessmentinstrumenten wie Schmerzskalen ist dabei nur ein kleiner Teilbereich. Sich auf diesen Teilbereich in den pflegerischen Kernkompetenzen zu reduzieren, führt zu unzureichender Schmerztherapie oder zu Fehltherapie mit unnötigen Krankenhausaufenthalten, zu sinnlosen Untersuchungen und Eingriffen sowie zu weitreichenden gesundheitlichen Folgen für die Betroffenen und zu volkswirtschaftlichem Schaden für die Gesellschaft (Engel, 2011, S. 95).

3.1 Definition Schmerzassessment

Assessment bedeutet **Einschätzung** bzw. **Bewertung einer Situation**. Die NANDA beschreibt das Assessment als maßgeblich für alle weiteren Schritte im Pflegeprozess (Herdmann/Kamitsuru, 2019, S. 78). Es obliegt der DGKP, das Schmerzassessment durchzuführen, da es sich hierbei um eine klinische Einschätzung handelt, die weiterführende Maßnahmen wie Pflegediagnostik, Zielformulierung, Pflegeplanung sowie Beratung und Edukation einleitet. Das Assessment leitet den **therapeutischen Beziehungsaufbau** ein (Herdmann/Kamitsuru, 2019, S. 77).

Beim Schmerzassessment werden die Patient*innen dort abgeholt, wo sie im Moment ihrer Schmerzsituation stehen. Das heißt, dass ihre individuelle Situation wahrgenommen wird und dass sie patientenorientiert behandelt werden. Mit den Betroffenen eine Behandlungsmaßnahme zu besprechen, bevor sie die Diagnose realisiert und verarbeitet haben, führt ins Leere.

Als weiterführende Erklärung soll hier eine Metapher dienen: Wenn man bei einer Städtereise eine Sehenswürdigkeit besuchen möchte und im Stadtplan nachschaut, wo sich diese befindet, muss man zunächst den eigenen Standort kennen, um zu wissen, wohin man gehen soll. Ohne eigene Standortbestimmung besteht die Gefahr, dass man sich verirrt. Genau das passiert, wenn Betroffene nicht dort abgeholt werden, wo sie stehen, und wenn mit ihnen kein Ziel (als Metapher die Sehenswürdigkeit) formuliert wird. Man irrt ziellos umher.

Im Rahmen des Assessments kann schon eine Beratungssituation entstehen. Somit ist das Assessment Aufgabe der DGKP.

PFA und PA können Teile des Assessments übernehmen, indem sie einfache Fragen in Bezug auf die Schmerzsituation stellen und die erhobenen Daten an die DGKP weiterleiten. Sie können den Gesundheitszustand beobachten und Veränderungen wahrnehmen. Die Bewertung einer Veränderung erfolgt durch die DGKP. Assistenzkräfte oder Auszubildende ohne Supervision loszuschicken, um ein professionelles Schmerzassessment durchzuführen, ist wenig sinnvoll, da es hier zu mangelhafter Datenerhebung kommt sowie keine adäquate Pflegediagnose gestellt und mit den Betroffenen besprochen werden kann. Im Folgenden können dann keine individuell angepassten pflegetherapeutischen Maßnahmen geplant und durchgeführt werden (Herdmann/Kamitsuru, 2019, S. 76).

Berta Schrems (2021, S. 222) schreibt von der „pflegerischen Absenz" im Schmerzassessment und gibt als möglichen Grund das fehlende Bewusstsein um die Bedeutung des Schmerzes in der Alltagsbewältigung an. Dieses fehlende Bewusstsein führt dazu, dass die Durchführung des professionellen Schmerzassessments an Assistenzkräfte oder Auszubildende in Form einer reduzierten Informationssammlung delegiert wird. So eine Vorgehensweise kann als grober Unfug betrachtet werden, der mit fehlendem professionellem Pflegepersonal begründet wird. Hier wird bewusst der Prozess des Diagnostizierens weggelassen, die Fehltherapie in Kauf genommen und die Patient*innen werden in der adäquaten Behandlung ihrer Schmerzsituation vernachlässigt.

Schrems (2021, S. 234) beschreibt den Praxisalltag im Schmerzassessment, der sich „auf die Verabreichung einer ärztlich angeordneten Bedarfsmedikation" beschränkt, und deutet diese Vorgehensweise als „grobe Vernachlässigung der Berufspflicht".

Das pflegerische Schmerzassessment mit der Schmerzeinschätzung wird in vielen Handlungsempfehlungen und Leitlinien sowie Standards als Grundlage für eine zielgerichtete Schmerzbehandlung sowohl bei akuten als auch bei chronischen Schmerzen und als Voraussetzung für weitere Therapieentscheidungen angesehen.

Das Schmerzassessment ist Teil des Pflegeprozesses (siehe Kap. 1) und beinhaltet die Einschätzung der Gesamtsituation von Schmerzpatient*innen unter Berücksichtigung des biopsychosozialen Modells nach Engel.

3.2 Das biopsychosoziale Modell nach Engel

„Das biopsychosoziale Modell ist ein lebenslanger Kampf gegen die Verarmung der Medizin als seelenlose Reparaturwerkstatt."
(Egger, 2017, S. 12)

Einleitend muss hier klargestellt werden, dass sowohl in der Medizin als auch in der Pflege der Mensch in seiner Gesamtheit zu erfassen und zu behandeln ist. Das wurde in den letzten Jahrzehnten immer wieder deutlich beschrieben, es findet sich sowohl im Expertenstandard „Schmerzmanagement in der Pflege" (DNQP, 2020, S. 71) als auch bei Berta Schrems im „Prozess des Diagnostizierens in der Pflege" (2021, S. 233) wieder.

Die Gesellschaften haben hier aus einem holistischen und humanen Behandlungsmodell ein ökonomisiertes, auf die Funktionalität von Körperfunktionen ausgerichtetes Reduktionsmodell entwickelt, bei dem die wichtigsten Behandlungsprinzipien wie Beziehungsaufbau und Kommunikation einfach aus dem Leistungskatalog entfernt wurden. Ohne **Beziehungsaufbau und Kommunikation** können keine Behandlungen durchgeführt werden (Maio, 2016, S. 41).

In der Praxis bedeutet das, dass durchaus Gespräche und Vertrauensaufbau stattfinden, diese Leistungen aber weder im Personalstand noch in den Zeitressourcen und noch weniger in der Vergütung berücksichtigt werden. Das führt zu Fehldiagnostik und Fehltherapie, die im schlimmsten Fall weitere Schäden und Komplikationen nach sich ziehen und die Kosten für Folgeschäden enorm erhöhen (DNQP, 2020, S. 73; Herdmann/Kamitsuru, 2019, S. 79). Hier leistet sich die Politik ein sehr teures Modell. Es liegt der Verdacht nahe, dass im Gesundheitswesen eine verschwenderische und krankmachende Philosophie mehr im Vordergrund steht als eine ressourcenerhaltende, präventive Vorgehensweise, die deutlich zur Kostenminimierung beitragen würde.

Egger (2017, S. 16) schreibt, dass es keinen einzelnen Begründer des biopsychosozialen Modells gibt, sondern dass ein weltweites Netzwerk das Modell entwickelt und auf wissenschaftlicher Basis regelmäßig aktualisiert. Dennoch wird **George L. Engel** immer wieder mit diesem Modell in Verbindung gebracht. Adler und Grögler haben den 1959 von Engel verfassten Text ins Deutsche übersetzt und kommentiert (Engel, 2011).

Das biopsychosoziale Modell wird seit mehreren Jahrzehnten beschrieben. Es berücksichtigt den **Schmerz als holistisches Geschehen**; die Trennung von „körperlichem" und „seelischem" Schmerz ist hier nicht vorgesehen. Psychosoziale Komponenten im Schmerzerleben entstehen nicht erst als Reaktion auf die unangenehme Sinnesempfindung, sondern sind ein integrativer Teil davon, der nicht getrennt betrachtet und behandelt werden kann (Engel, 2011, S. 7). So kann man einer Betroffenen, die nach einem Unfall in ein Krankenhaus gebracht wird, nicht sagen: „Wir behandeln Ihr gebrochenes Bein, um Ihre Sorgen und Ängste, die Sie jetzt nach Ihrem Unfall haben, kümmern wir uns nicht." Die Emotionen und Gefühle haben Auswirkungen auf den gesamten Heilungsprozess. Werden Emotionen bei der Behandlung vernachlässigt, kann das zu Komplikationen und zu einem verlängerten Krankenhausaufenthalt führen.

Das biopsychosoziale Modell geht von einer Einheit von Körper und Seele aus und widerlegt die immer noch hartnäckige Einteilung in „körperlich" und „psychisch". Es wird als mehrdimensionales Verständnis von Gesundheit und Krankheit beschrieben. Emotionale und gedankliche Ebenen werden ebenso berücksichtigt wie soziale und familiäre Faktoren, und das biopsychosoziale Modell rückt vom Modell „Mensch als Maschine" ab (Egger, 2017, S. 14). Nach Egger handelt es sich bei der Bezeichnung **„psychosomatischer Schmerz"** um einen Laienbegriff, der nicht länger haltbar ist (Egger, 2017, S. 16). Sprechen Pflegepersonen von psychosomatischem Schmerz, deklarieren sie sich als Laien, die vom Schmerzmanagement wenig wissen.

Bereits 1911 (!) wusste man, dass Schmerz nicht „psychosomatisch" ist: „Dieser kahle und traditionelle Kontrast zwischen Schmerzen ‚psychischen' Ursprungs und solchen, deren Ursache ‚organisch' ist, ist ein Relikt einer weniger informierten Zeit und sollte aufgegeben werden." (Prince, 1911–1912) Es gibt keinen psychosomatischen Schmerz!

Die Missachtung des biopsychosozialen Modells von Schmerz hat zur Folge, dass Schmerzen unbehandelbar werden und die rein medizinische – meist medikamentöse – Behandlung zum Scheitern verurteilt ist (Thomm, 2016, S. 158).

Elemente des biopsychosozialen Modells

Wird das biopsychosoziale Modell in der Praxis angewendet, so finden **Diagnostik und Therapie simultan** statt. Simultan meint hier gleichzeitig. Häufig findet sich in der Behandlung von Schmerzpatient*innen eine hierarchisierte Diagnostik und Therapie. Betroffene konsultieren die Ärzteschaft, es werden Medikamente verabreicht; wirken diese nicht, werden weitere Untersuchungen und weitere Medikamente verschrieben. Diese Vorgehensweise ist sukzedan, also aufeinanderfolgend, und wird der multimodalen Schmerztherapie nicht gerecht.

Patient*in: (Etikette)	**Simultanes Schmerzassessment nach dem biopsychosozialen Modell**			
Biopsychosoziale Diagnostik	Organisch-biologische Daten	Denken, Fühlen, Handeln	Ökosoziale Daten	Multimodale Datenerfassung
	Erkrankung, medizinische und Pflege-Diagnose, Untersuchungen, bereits erfolgte Therapien	Pflegeassessment erhebt Emotionen wie Angst, Trauer, Wut, Hilflosigkeit, Ärger, Katastrophisierung Fragen wie: „Was denken Sie, …?" „Was meinen Sie, …?" „Was fühlen Sie, …? „Welche Bedeutung haben die Schmerzen für Sie?"	Familie, Partner*in Freund*innen, Beruf, Ausbildung, Hobbys, Freizeitgestaltung, Stresssituationen etc. „Erzählen Sie mir von Ihrer Familie, wer ist Ihnen besonders wichtig?" „Erzählen Sie mir von Ihrem Beruf."	Allergien Schlaf Ausscheidung Appetit

Zielfor-mulierung: „Was sind Ihre Ziele?“ „Was möchten Sie erreichen?“	Ziele sind: SMART S = spezifisch M = messbar A = Akzeptanz (Wie wichtig ist Ihnen das Ziel?) R = realistisch (Wie können Sie das Ziel erreichen, was brauchen Sie, um das Ziel zu erreichen, welche Ressourcen bringen Sie mit, wie können wir Sie unterstützen?) T = terminisiert (Bis wann möchten Sie dieses Ziel erreichen?) Beispiel: „Ich möchte keine Schmerzen mehr haben!“ = kein SMARTES Ziel, umformulieren, nachfragen: „Was verändert sich für Sie, wenn Sie keine Schmerzen mehr haben?“ „Woran erkennen Sie, dass Sie keine Schmerzen mehr haben?“ „Was ist dann anders, wenn Sie keine Schmerzen mehr haben?“ „Wenn ich keine Schmerzen mehr habe, bin ich glücklich!“ = kein SMARTES Ziel, umformulieren wie oben. „Wenn ich keine Schmerzen mehr habe, kann ich wieder selbstständig einkaufen gehen!“ = SMARTES Ziel. Nachfragen: „Wie wichtig ist Ihnen dieses Ziel? Bis wann wollen Sie dieses Ziel erreichen? Welche Ressourcen bringen Sie mit, wie können wir Sie unterstützen?“			
Biopsycho-soziale Therapie	z. B. OP, physikalische Therapie, Einnahme von Schmerzmedika-menten, Pflegetherapie etc.	Psychosoziale Betreuung durch DGKP, motivierende Gesprächsführung, Erlernen von Coping-/ Bewältigungsstrategien, Erklärung des biopsychosozialen Modells durch die DGKP/Psycholog*innen, Psychotherapeut*innen	Sozialarbei-ter*innen, Eheberatung, Coaching, verhaltens-ändernde Maßnahmen, Alltagsaktivi-täten etc.	
	Biopsychosoziales Modell			

Tabelle 2: Schmerzassessment nach dem biopsychosozialen Modell (adaptiert nach Egger, 2017, S. 43)

Tabelle 2 zeigt in eigener Darstellung die praktische Vorgehensweise nach dem biopsychosozialen Modell. Dabei ist die Pflegediagnose der medizinischen Diagnose ebenbürtig, beide Diagnosen sind für die weitere Therapieplanung essenziell. Auch die Pflegediagnose wird mit den Betroffenen besprochen – Menschen haben das Recht, ihre Pflegediagnose zu kennen und ihr zuzustimmen (Schrems, 2018, S. 18).

3.3 Durchführung des Schmerzassessments

Das Schmerzassessment beginnt mit der **Pflegeanamnese**. Hierbei wird zunächst ein Screening durchgeführt, um die Schmerzsituation zu erheben. Screening meint hier die Überprüfung, ob ein Schmerzgeschehen vorliegt. Das kann mit kurzen, geschlossenen Fragen geschehen:

- Haben Sie jetzt im Augenblick Schmerzen?
- Seit wann haben Sie die Schmerzen? (Unterscheidung akut/chronisch)
- Wo sind die Schmerzen? (Frage nach der Schmerzlokalisation)
- Wie stark sind Ihre Schmerzen? (Frage nach der Schmerzintensität)
- Wie fühlen sich die Schmerzen an? (Frage nach der Schmerzqualität)
- Haben Sie die Schmerzen in Ruhe und/oder bei Belastung?

Beim Screening muss die **Biografie** des Menschen mitberücksichtigt werden und die Befragung muss sich an die jeweiligen **Ressourcen** der Menschen anpassen (Schrems, 2021, S. 228). So kann ein Screening bei Menschen mit kognitiven Beeinträchtigungen anders verlaufen als bei Menschen mit gesunden kognitiven Fähigkeiten. Die Schmerzerfassung bei Menschen mit kognitiven Beeinträchtigungen wird in Kap. 6 behandelt.

Im Rahmen des Screenings werden zusätzlich die Risikofaktoren einer **Chronifizierung des Schmerzes** erhoben. Die Risiken werden im Expertenstandard „Schmerzmanagement in der Pflege" als *yellow flags* definiert. Dazu zählen u. a. folgende Faktoren:

- verschiedene Schmerzarten an unterschiedlichen Stellen
- kaum oder keine schmerzfreien Intervalle
- Schonhaltung und Angst vor Bewegung
- reduzierte Ressourcen in der Alltagsbewältigung
- psychosoziale Belastungssituationen in der Sozialanamnese

(DNQP, 2020, S. 77 f.)

Dieses Screening findet sich oft in der Praxis in Form einer Checkliste wieder. Häufig herrscht hier die Meinung, dass diese Form der Befragung schon ein Schmerzassessment sei und die weiterführenden Maßnahmen von der Ärzteschaft entschieden würden (Schrems, 2021, S. 221; Carr/Mann, 2014, S. 61).

Pflegetherapeutische Maßnahmen werden von Pflegepersonen zwar in Erwägung gezogen und durchaus auch umgesetzt, jedoch findet sich in der Praxis meist keine entsprechende Pflegediagnostik und die Zuordnung bzw. Evaluierung der Maßnahmen in Bezug auf ein schmerzreduzierendes Ziel fehlt weitgehend. Mögliche Gründe werden in einer Studie von Ewers et al. geliefert. So wissen Pflegepersonen meist nicht Bescheid, ob ihre pflegetherapeutischen Maßnahmen von der Ärzteschaft angeordnet werden müssen bzw. geben die Pflegepersonen an, dass es ihnen bei der Umsetzung sowohl an Wissen als auch an Zeit mangelt (Ewers et al., 2011, S. 520).

Wird im Screening ein Schmerzgeschehen erhoben, erfolgt das weiterführende Assessment mit der Unterscheidung, ob es sich um einen **akuten** oder um einen **chronischen Schmerz** handelt. Wie in Kapitel 2 beschrieben, erfolgt die Schmerztherapie nach dem Pathomechanismus. Deshalb ist eine Erhebung der Schmerzqualität essenziell, um das Schmerzempfinden in nozizeptiv und neuropathisch einzuteilen. Die Differenzierung in stabile und instabile Situation entscheidet über die Dringlichkeit der Einleitung einer schmerzlindernden multimodalen Therapie und wird nach dem biopsychosozialen Modell durchgeführt.

Was ist eine **stabile Situation**? Als stabil kann ein Schmerzerleben dann bezeichnet werden, wenn die Patient*innen ihre Situation als erträglich beschreiben und angeben, derzeit keine weiteren Interventionen zu benötigen. Es liegt weiters keine Einschränkung der Funktionalität und Mobilität vor, und Bewältigungsstrategien können benannt werden. So können Patient*innen z. B. sagen, dass, wenn sie sich auf die Seite drehen, der Schmerz weniger werde. Die Situation ist weiters dann stabil, wenn keine Nebenwirkungen bzw. Komplikationen durch die therapeutischen Maßnahmen auftreten (DNQP, 2020, S. 72 f.).

Was ist eine **instabile Situation**? Ist die Schmerzsituation für die Betroffenen nicht akzeptabel, kann keine Schmerzlinderung durch multimodale Maßnahmen erreicht werden, dann wird von einer instabilen Situation gesprochen. Mobilität und Funktionalität sind eingeschränkt und Nebenwirkungen durch die Therapien können auftreten (DNQP, 2020, S. 73).

Je mehr **Körpersignale** beobachtet werden können, desto instabiler ist die Situation und desto schneller muss auf die Schmerzsituation reagiert werden.

Als Beispiele seien hier erwähnt: Koliken, akute Verletzungen, Herzinfarkt-Symptomatik, Zahnschmerzen, Migräneattacken, akute Entzündungen wie Pankreatitis.

Als **pflegetherapeutische Sofortmaßnahmen** können hier angeboten werden: Positionierung, Hypnotische Kommunikation (siehe Kap. 8), Kälte/Wärme. Die Planung erfolgt durch DGKP unter Berücksichtigung der Patientenwünsche und möglicher Kontraindikationen. Zusätzlich wird die ärztlich verordnete Schmerzmedikation verabreicht.

Je weniger Körpersignale vorhanden sind, desto mehr muss im Rahmen des Assessments eine zielgerichtete Gesprächsführung (Kap. 9) angewendet werden.

Neben Schmerzstärke, Schmerzqualität und körperlicher Untersuchung muss zusätzlich auf die **psychosozialen Faktoren** nach dem biopsychosozialen Modell eingegangen werden. Folgende offene Fragen können gestellt werden:

- „Was macht den Schmerz jetzt für Sie so stark?"

- „Was glauben Sie, warum Ihr Schmerz jetzt so stark geworden ist?"
- „Was denken Sie, was Ihnen jetzt helfen könnte?"
- „Welche Bedeutung hat der Schmerz für Sie?"
- „Welche Gedanken und Gefühle kommen, wenn der Schmerz für Sie unerträglich wird?"

Beispiele, bei denen diese Art von Fragen im Rahmen des Assessments sinnvoll sind: bei Menschen mit chronischen Rückenschmerzen, Arthrose, Polyneuropathie, Phantomschmerzen, Fibromyalgie.

Erste pflegetherapeutische Sofortmaßnahmen können hier angedacht werden: Positionierung, Hypnotische Kommunikation, Kälte/Wärme, Aromapflege.

Danach erfolgt die **Evaluierung der Schmerzmedikation**, die Verabreichung von weiteren ärztlich verordneten Schmerzmitteln, das Anbieten eines weiterführenden Beratungsgesprächs sowie das Erlernen von Bewältigungsstrategien.

Das bedeutet: Das Schmerzverhalten der betroffenen Person bei der Erhebung der Schmerzintensität entscheidet lediglich, wie die weitere Vorgehensweise ist.

Aufgrund fehlender körperlicher Merkmale wie Mimik/Gestik oder Schonhaltung zu interpretieren, dass die Schmerzstärke falsch angegeben wurde, ist unzulässig. **Dem Schmerzwert**, den Betroffene angeben, **ist absolut zu glauben**. Die Patient*innen haben immer recht, wenn es um ihr Schmerzerleben geht.

Die Pflegeanamnese ist nur ein **Teil des Schmerzassessments**. Im Rahmen der Pflegeanamnese können noch keine weiteren Handlungsmaßnahmen entschieden werden.

Erst im Assessment wird die **Pflegediagnose** erstellt; diese muss gemeinsam mit den Patient*innen besprochen und die Patienten- und Pflegeziele müssen vereinbart werden. Erst wenn die Ziele definiert sind, können Maßnahmen geplant und auf die individuellen Bedürfnisse und Ressourcen der Patient*innen abgestimmt werden. Bei Bedarf findet im Rahmen des Assessments schon eine professionelle Beratung bzw. Edukation statt.

Somit ist ein Assessment mehr als nur eine Informationssammlung oder Anwendung von Hilfsinstrumenten, wie es die Schmerzskalen sind.

Das Pflegeassessment entscheidet über die Pflegediagnose und die Pflegetherapie. Pflegeassessment ist ausschließlich Sache der DGKP!

3.4 Schmerzeinschätzungsinstrumente

Schmerzeinschätzungsinstrumente unterstützen die DGKP in ihrem Assessment dabei, das Schmerzerleben der Betroffenen sichtbar zu machen. Da Schmerz ein mehrdimensionales Erleben ist, das nur von den Betroffenen selbst beschrieben werden kann, erfassen Schmerzskalen die Schmerzsituation nie objektiv (Schrems, 2021, S. 224).

Schmerzskalen können nicht wie ein Blutdruck- oder Blutzuckermessgerät eingesetzt werden. Während bei den Schmerzskalen professionelles Pflegepersonal nötig ist, um das Schmerzerleben in seiner Mehrdimensionalität erfassen und mit weiterführendem Assessment und Pflegetherapie entsprechend darauf reagieren zu können, können Blutdruck- oder Blutzuckermessergeräte auch vom Assistenzpersonal eigenständig angewendet werden.

Mit den Schmerzeinschätzungsinstrumenten werden sowohl die **körperliche Empfindung** als auch die **emotionale Wahrnehmung** erfasst. Beides spiegelt sich im Schmerzwert wider, und auf beides muss therapeutisch eingegangen werden.

Schmerzerleben interagiert immer mit Angst, Stress und negativen Gedanken. Deshalb sagt der Schmerzwert auch nichts über die funktionale Beeinträchtigung aus. Es wird das **Schmerzerleben** erfragt.

Die Auswahl des **geeigneten Einschätzungsinstruments** kann erst erfolgen, wenn das Schmerzassessment durchgeführt wurde, und muss auf die individuelle Patientensituation zugeschnitten sein. Ohne vorhergehendes Assessment können die Schmerzeinschätzungsinstrumente nicht angewendet werden.

Es wird zwischen eindimensionalen und mehrdimensionalen Schmerzskalen unterschieden. **Eindimensionale Skalen** wie die Schmerzlineale erheben nur einen Wert, die Schmerzintensität. Um eine zielgerichtete Therapie durchführen zu können, muss neben der Lokalisation auch die Schmerzqualität erhoben und ein weiterführendes Assessment durchgeführt werden.

Schmerztagebücher sind mehrdimensionale Schmerzeinschätzungsinstrumente. Es werden neben Schmerzintensität, Schmerzqualität und Schmerzlokalisation auch die schmerzverstärkenden und schmerzlindernden Faktoren sowie Nebenwirkungen der medikamentösen Therapie erfasst. Mit Schmerztagebüchern kann der Verlauf dargestellt werden. Schmerztagebücher werden von chronischen Schmerzpatient*innen zu Beginn der multimodalen Behandlung für zwei bis vier Wochen geführt, die Aufzeichnungen werden mit Pflegetherapeut*innen besprochen.

Bei der Erhebung des Schmerzwertes mittels Schmerzskala passieren bereits mehrere **Denkfehler**:

1. Schmerz ist etwas Organisches.
2. Schmerzerfassung kann jeder, auch Pflegeassistenzkräfte und Auszubildende.
3. Schmerzverhalten sagt immer zuverlässig, ob Schmerzen vorhanden sind.

4. Am Schmerzwert orientiert sich die medikamentöse Therapie.
5. Schmerz kann nur mit Schmerzmitteln behandelt werden.
6. Wenn es kein Schmerzmittel braucht, dann ist es auch kein Schmerz, sondern es ist psychosomatisch.
7. Wenn eine komplementäre Pflegemethode hilft, dann können die Schmerzen nicht so stark sein.

Diese Vorannahmen sind allesamt falsch und **beeinträchtigen eine professionelle Vorgehensweise in der Schmerzeinschätzung**.

Was ist nun richtig?

Schmerz ist ein ganzheitliches Geschehen, bei dem die emotionale und kognitive Komponente eine große Rolle spielt.

Um Schmerz erfassen zu können, bedarf es der hohen fachlichen Qualifikation der DGKP. Pflegeassistenzkräfte wirken bei der Schmerzbeobachtung mit.

Schmerzverhalten ist anerzogen, es wird erlernt und hängt nicht von der Art oder Gefährlichkeit der Erkrankung ab (z. B. ein Fußballer, der sich bei leichter Berührung des Gegners vor Schmerzen am Boden krümmt).

Die medikamentöse Therapie orientiert sich am Pathomechanismus und am Pflegeassessment!

Schmerz ist ein emotionales Geschehen, das multimodal behandelt werden muss.

Schmerzen werden primär mit Berührung und Aufmerksamkeit behandelt, da das Wort Schmerz ein rein psychologischer Begriff ist. Nozizeptive Reize/Entzündungen werden mit Medikamenten behandelt.

Schmerzen werden bereits in der Kindheit mit nicht-medikamentösen Maßnahmen wie Berührung behandelt, komplementäre Pflegemethoden sind Teil der multimodalen Schmerztherapie.

3.5 Eindimensionale Skalen

Visuelle Analog-Skala (VAS)

Die visuelle Analog-Skala ist – wie der Name schon sagt – eine visualisierte Linie, an deren einem Ende „kein Schmerz", an deren anderem Ende „stärkster vorstellbarer Schmerz" steht. Die VAS hat keine Ziffern – somit ist die Dokumentation VAS 8, wie sie in der Praxis immer wieder zu finden ist, formal falsch. „Visuell" bedeutet, dass die Skala den Patient*innen visualisiert, also sichtbar vorgelegt wird. Der Einsatz von VAS ohne Visualisierung funktioniert nicht (Carr/Mann, 2014, S. 71). Meist ist die VAS mit der NRS kombiniert, sodass der NRS-Wert ablesbar ist. In der Dokumentation müssen beide Skalen erfasst werden, da die Befragung nach der VAS erfolgt, aber nach der NRS dokumentiert wird, z. B.: VAS/NRS 8.

Verbale Rating-Skala (VRS)

Die verbale Rating-Skala ist eine deskriptive (beschreibende) Skala, der Schmerz wird hier in Worten und nicht in Zahlen beschrieben: kein Schmerz – leichter Schmerz – mittlerer Schmerz – starker Schmerz – sehr starker Schmerz.

Numerische Rangskala (NRS)

Die Numerische Rangskala ist eine 11-stufige Skala. Sie beginnt mit dem Wert 0, das bedeutet „kein Schmerz", Wert 10 bedeutet „stärkster vorstellbarer Schmerz".

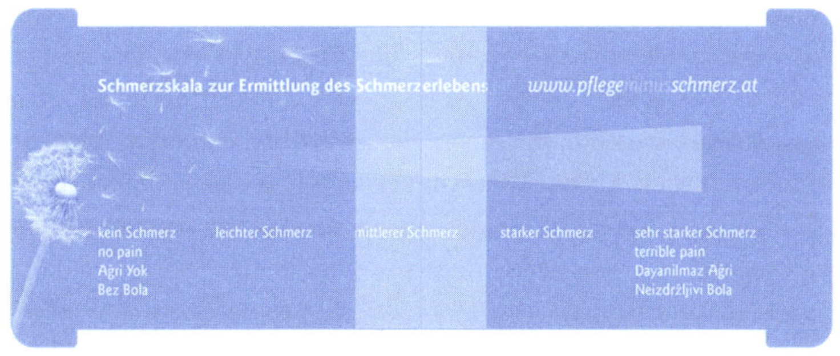

Abbildung 4: VAS und VRS in Kombination in verschiedenen Sprachen

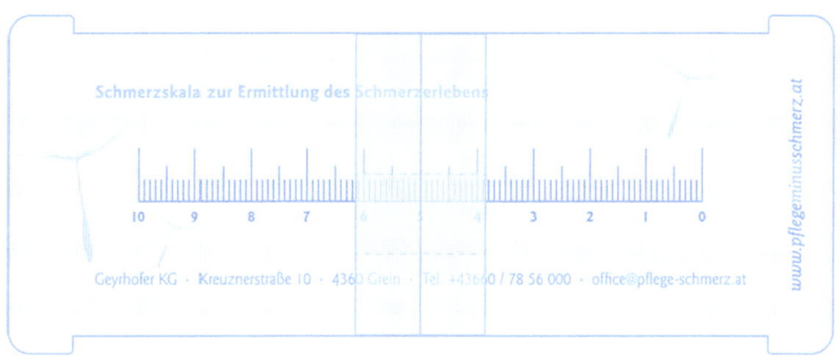

Abbildung 5: NRS

Bei der NRS wird in Handlungsempfehlungen und Leitlinien häufig ein Cut-off-Punkt bestimmt. Das ist der Wert, ab dem eine Intervention erfolgen soll. In der Praxis wird dieser Cut-off-Punkt mit der verpflichtenden Gabe eines Schmerzmedikaments gleichgesetzt. Intervention bedeutet jedoch nicht, dass ein Schmerzmittel verabreicht, sondern dass auf die Schmerzsituation ganzheitlich und multimodal eingegangen werden soll.

Standard Operating Procedures (SOP), die eine standardisierte Vorgehensweise im Schmerzmanagement beschreiben, führen deshalb gerne an, dass ab einem NRS-Wert über 3 oder 4 ein Medikament gegeben werden muss. Das ist in der Praxis häufig nicht durchführbar, da ja der Schmerzwert kein funktionales Gebrechen, sondern ein emotionales Erleben schildert. Auf ein emotionales Erleben mit einem Schmerzmedikament zu reagieren, kann zu Überdosierung und Nebenwirkungen führen. Ein Mensch, der einen NRS-Wert von 8 angibt und bei dem die Angst vor Mobilisierung zur Schmerzverstärkung führt, benötigt kein vorgeschriebenes Opioid, sondern ein professionelles Pflegeassessment, bei dem die angstverstärkende Komponente besprochen wird und angstlindernde Interventionen erfolgen. Deshalb empfiehlt hier das DNQP, mit den Betroffenen einen individuellen Referenzwert zu vereinbaren, ab dem eine Intervention im Sinne einer partizipativen Entscheidungsfindung durchgeführt wird. In diese Entscheidungsfindung fließt die klinische Einschätzung der DGKP mit ein, ob es sich um eine stabile oder eine instabile Situation handelt (DNQP, 2020, S. 144 f.).

Der Wortlaut einer SOP könnte somit lauten:

„Ab einem Schmerzwert von 3 nach der NRS oder dem vereinbarten Referenzwert kann nach dem Pflegeassessment und der Einteilung in stabile/instabile Situation zusätzlich zur Pflegetherapie ein Medikament verabreicht werden …"

Das betrifft nicht die Basisanalgesie bei postoperativen oder onkologischen Schmerzzuständen und bei chronischen Schmerzen.

Hierbei geht es immer um die ***Einzelfallmedikation!***

Fallvignette

Frau M., 55 Jahre alt, arbeitet im Lebensmittelhandel. Sie hat zwei erwachsene Kinder und ist verheiratet. Sie kommt zur Aufnahme für eine gynäkologische Operation.

Am ersten postoperativen Tag möchte die DGKP die Patientin für die Morgentoilette zum Waschbecken begleiten. Sie fragt vorab, wie stark Frau M. ihre Schmerzen empfindet. Frau M. gibt ihren Schmerz auf der NRS mit 8 an. Sie liegt ruhig im Bett, die Gesichtszüge sind leicht angespannt. Sie hat die ganze Nacht gut geschlafen und auch am Operationstag keine zusätzlichen Schmerzmittel benötigt. Laut SOP müsste die DGKP jetzt ein Opioid verabreichen, sie erkennt jedoch, dass dies derzeit nicht erforderlich ist. Sie interpretiert die Situation jedoch falsch, indem sie denkt, Frau M. habe die Schmerzerfassung nicht richtig verstanden, und spricht ihr den Schmerzwert von 8 ab. Sie überredet Frau M., mit ihr aufzustehen, was zu einer verspannten Haltung und zu mehr Schmerzen bei Frau M. führt. Diese klagt und wehrt sich gegen die Mobilisierung, was dazu führt, dass die Morgentoilette von der DGKP im Bett durchgeführt wird. Frau M. erhält kein weiteres Schmerzmittel, obwohl dieses laut SOP angeordnet ist. In der Pflegedokumentation findet sich ein NRS-Wert von 3 wieder, obwohl Frau M. den Wert 8 angegeben hat.

Wie könnte die professionelle Vorgehensweise der DGKP bei diesem Fallbeispiel aussehen?

Die DGKP führt ein vertiefendes Assessment durch und fragt Frau M., was ihrer Meinung nach ihr Schmerzerleben so stark macht. Frau M. hat Angst, bei der Mobilisierung Schmerzen zu verspüren – darum gibt sie schon vor dem Aufstehen Schmerzen an. Die Angst verstärkt die Schmerzwahrnehmung. Die DGKP fragt Frau M., was ihr helfen könnte, die Angst vor der Mobilisierung zu reduzieren. „Was brauchen Sie, um gut und sicher aus dem Bett aufstehen zu können?" Sie kann Frau M. anbieten, ihr ein ärztlich verordnetes Schmerzmittel als Einzelfallverordnung zu verabreichen und die Mobilisierung nach 30 Minuten durchzuführen. Gleichzeitig kann die DGKP Frau M. für 30 Minuten eine körperwarme Ölkompresse (siehe Kap. 7) auf dem Solarplexus auflegen oder eine beruhigende Streichung an beiden Armen durchführen. Diese Vorgehensweise wird vorab mit Frau M. besprochen und ihre Einwilligung wird eingeholt. Achtung: Hier *keine warmen* Bauchwickel durchführen, diese wären kontraindiziert!

Die DGKP kann weiters beruhigende Musik einschalten, eventuell über Kopfhörer (Tablet, Smartphone, Spotify), oder sie kann mittels Hypnotischer Kommunikation (Kap. 8) eine kurze Entspannungsübung durchführen, während das Schmerzmittel zu wirken anfängt.

Es könnte die Gesichtswaschung auch im Bett stattfinden. Danach frühstückt Frau M., und dann wird die Mobilisierung durchgeführt, während das Schmerzmittel gewirkt hat. Gleichzeitig wird eine Auswahl der genannten Pflegetherapien durchgeführt.

Die Dokumentation würde bei diesem Fallbeispiel wie folgt aussehen:

Pflegediagnose	1. (hier steht die Pflegediagnose)
	2. (hier steht die Pflegediagnose)
	3. (hier steht die Pflegediagnose)
Medizinische Diagnose	Gyn. OP (von der Ärzteschaft dokumentiert)
Schmerzerfassung nach NRS:	8
Schmerz akut/chronisch	akut (postoperativ)
Schmerzqualität funktional	ziehend, dumpf (nozizeptiv)
Schmerzqualität emotional	schrecklich, mühsam, furchtbar
Pflegeassessment	instabile Situation Pat. gibt Angst vor der Mobilisierung an
Ärztliches therapeutisches Ziel	Reduktion der NRS um die Hälfte bzw. Reduktion der NRS nach vereinbartem Referenzwert mit der Patientin
Pflegetherapeutisches Ziel	Reduktion der Angst vor der Mobilisierung

Basisanalgesie nach ärztlicher Verordnung erhalten	J
Pflegetherapie (Auswahl)	temperierte Ölkompresse mit Entspannungspflegeöl Information und Aufklärung über schmerzarme Techniken bei der Mobilisierung (Kinästhetik) angstreduzierendes motivierendes Gespräch mittels Hypnotischer Kommunikation
Einzelfallmedikation nach ärztlicher Verordnung	30 Min. vor der Mobilisierung
Evaluation nach NRS 30|60 Min. nach Intervention	3
Pflegetherapeutisches Ziel erreicht	J
Ärztliches therapeutisches Ziel erreicht	J

Tabelle 3: Dokumentation des Fallbeispiels

Gerken et al. (Gerken/Windisch/Thalhammer, 2017, S. 123) zeigen in ihrer qualitativen Querschnittuntersuchung auf, dass Patient*innen die Einschätzung ihres Schmerzerlebens mittels einer numerischen Skala kritisch sehen und die Genauigkeit der Erhebung anzweifeln. Sie beschreiben die Überführung ihres Schmerzes in eine Zahl als schwierig. Um das subjektive Schmerzerleben einschätzen zu können, braucht es vor allem Beziehungsaufbau und weiterführende Kommunikation. **Schmerzeinschätzung ist Beziehungsarbeit!**

Um den angegebenen Schmerzwert zu verstehen, ist eine Einschätzung unter Berücksichtigung des biopsychosozialen Modells erforderlich. Ohne das professionelle Pflegegespräch durch die DGKP kann keine Schmerzerfassung erfolgen. Das heißt: Eine Schmerzeinschätzung mittels Skalen durchführen kann nicht jeder (Gerken/Windisch/Thalhammer, 2017, S. 123)!

Patient*innen überlegen bei der Angabe des Schmerzwertes, welche Auswirkungen ihre Antwort haben kann. Sie steuern dadurch sowohl die therapeutischen Maßnahmen als auch den Entlassungszeitpunkt. So kann unmittelbar vor der Entlassung ein höherer Schmerzwert angegeben werden. Besteht Angst vor neuerlichen Untersuchungen oder Operationen, wird unter Umständen ein geringerer Schmerzwert angegeben. Deshalb ist eine eingehende Aufklärung und Information über den Sinn und Zweck der Schmerzeinschätzung unumgänglich. Patient*innen sollen die Möglichkeit haben, gemeinsam mit den Pflegepersonen die möglichen pflegetherapeutischen Maßnahmen abzustimmen und in diese einzuwilligen (Gerken/Windisch/Thalhammer, 2017, S. 128).

In Abbildung 6 (siehe Seite 83) wird eine Befragungssituation dargestellt. Durch die Vorannahmen der Pflegeperson kommt es zu einer Fehleinschätzung des Schmerzerlebens und zu unzureichender Therapie. Die Patient*innen sind in dieser Situation von der professionellen Haltung gegenüber der subjektiven Schmerzwahrnehmung abhängig. Ist die Pflegeperson der Meinung, die Patient*innen benötigten derzeit keine Therapie, dann wird auch keine Therapie erfolgen. Die falschen Vorannahmen entstehen durch Wissensdefizit und durch fehlendes Schmerzassessment wie oben beschrieben durch die DGKP (Carr/Mann, 2014, S. 67).

Die Abbildung zeigt sehr gut auf, dass der Einsatz einer Schmerzskala noch nicht ausreicht, um eine Schmerzsituation adäquat zu behandeln. Der Schmerzwert allein bestimmt noch nicht das Vorgehen. Der Gedanke der Pflegeperson, dass das Verhalten der Patient*innen nicht auf einen Schmerzwert von 8 nach der NRS hinweist, führt zu Unterversorgung und Fehltherapie. Wie soll sich ein Mensch mit Schmerzen von 8 nach der NRS verhalten? Die richtige Vorgehensweise ist hier das gezielte Nachfragen durch die DGKP. Zum Beispiel könnten folgende Fragen gestellt werden:

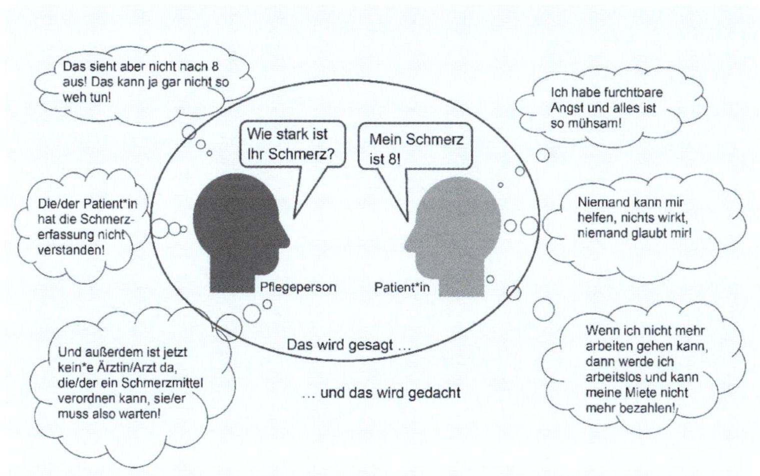

Abbildung 6: Was gedacht wird (https://pflege-professionell.at/schmerz-messen)

„Beschreiben Sie mir Ihren Schmerz näher, wie fühlt sich dieser Schmerz für Sie jetzt an? Was glauben Sie, was Ihren Schmerz jetzt so verstärkt hat?" Der/die Patient*in könnte antworten, dass sie oder er Angst vor der Mobilisierung oder vor der Operation hat. Fragt man diese emotionale Komponente beim Schmerz nicht ab, dann wird unter Umständen unnötigerweise ein Schmerzmedikament verabreicht, die Angst aber nicht gemindert. Hier braucht es andere therapeutische Maßnahmen, die nur in einem vertiefenden Assessment geplant und durchgeführt werden können.

Bei der klinischen Schmerzeinschätzung mittels Skalen spielen vor allem drei Überlegungen für die Patient*innen eine große Rolle:

Was war, *bevor* der Schmerz entstanden ist?
Welche Konsequenzen hat der Schmerz jetzt im Augenblick der Erfassung?
Welche Auswirkungen hat der Schmerz auf das zukünftige Leben?

Die DGKP plant gemeinsam mit den Betroffenen auf Basis der erstellten Pflegediagnosen und vereinbarten Ziele, welche therapeutischen Maßnahmen (pflegerisch wie medikamentös) notwendig sind. Die Pflegediagnosen werden mit den Betroffenen und/oder deren Angehörigen besprochen. Diagnostik und Planung sind Sache der DGKP – es handelt sich hierbei um ein direktes Patientenmanagement. Planung passiert nicht am PC, sondern mit den Patient*innen.

Fallvignette

Herr H., 46 Jahre alt, stürzt auf dem Weg in die Arbeit mit seinem Fahrrad und bricht sich den Unterschenkel. Er wird mit der Rettung in ein Spital eingeliefert. Dort muss er mehrere Stunden warten, bis er ein Schmerzmittel erhält, obwohl er mehrmals starke Schmerzen angibt. Er ist verängstigt, fühlt sich alleingelassen und kann auch seine Frau telefonisch nicht erreichen. Er weiß nicht, wie lange er arbeitsunfähig sein wird, und macht sich Sorgen um seinen Arbeitsplatz.

Sozialanamnese: Herr H. ist verheiratet, keine Kinder, Angestellter bei einer Versicherung.

Herr H. gibt zum Zeitpunkt seiner Untersuchung einen Schmerz von 10 an. Unmittelbar nach dem Röntgen wird ihm eine Infusion mit 1000 mg Paracetamol i. v. nach ärztlicher Verordnung verabreicht.

Nach einer halben Stunde wird er nochmals nach seiner Schmerzstärke befragt. Er gibt immer noch einen Schmerzwert von 10 an und sagt, die Infusion habe eigentlich nicht viel geholfen. Während der Infusion ist er allein am Gang auf der Liege gelegen, seine Frau konnte er noch nicht erreichen.

Endlich wird ihm von einer Ärztin die Diagnose mitgeteilt: Es handelt sich um einen Unterschenkelbruch, der mit einem Gips für mehrere Wochen versorgt werden kann. Eine Operation sei zum jetzigen Zeitpunkt nicht erforderlich. Die Schmerztherapie wird erweitert, Herr H. bekommt noch eine Piritramid-Infusion, und es wird mit ihm vereinbart, dass er für eine Nacht stationär aufgenommen wird.

Herr H. fragt nach der Prognose und ob er wieder Rad fahren wird können. Die Ärztin beruhigt Herrn H. und sagt ihm, dass eine vollständige Heilung seines Bruches zu erwarten ist. Es wird zwar mehrere Monate dauern, aber mit physikalischer Therapie wird das Bein wieder ganz verheilen. Ihm wird ein Gips angelegt und er wird auf die Station transferiert.

Auf der Station wird Herr H. nochmals nach seinen Schmerzen befragt. Er gibt einen Schmerzwert von 6 nach der Numerischen Rangskala an.

Die DGKP schließt daraus, dass die Piritramid-Infusion gewirkt hat. Jedoch sind die Schmerzen immer noch stärker als die im Stationsstandard vorgegebenen Werte von 3 nach der NRS. Deshalb fragt die DGKP die zuständige Stationsärztin, ob Herr H. noch ein Schmerzmittel haben könne. Die Stationsärztin meint, Herr H. habe schon Paracetamol und Piritramid erhalten, er müsse jetzt warten. Herr H. konnte seine Frau inzwischen telefonisch erreichen, sie wird ihn sofort nach der Arbeit besuchen und ihm Hygieneartikel für die Nacht vorbeibringen.

Herr H. läutet ca. eine Stunde, nachdem ihn die DGKP nach seiner Schmerzstärke gefragt hat, und möchte noch ein Schmerzmittel, da seine Schmerzen wieder stärker werden.

Mögliches Eingehen auf die Situation durch die DGKP:

Variante 1

Die zuständige DGKP meint, er müsse noch warten, jetzt sei von den Ärzt*innen gerade niemand auf der Station und sie könne ihm nichts geben.

Herr H. ist unzufrieden, versteht nicht, warum man ihm nichts geben kann, und durch seinen Unmut verstärkt sich seine Schmerzwahrnehmung. Er läutet von nun an alle 15 Minuten und fragt, wann er denn endlich etwas Schmerzstillendes haben könne.

Variante 2

Die zuständige DGKP geht auf Herrn H. ein und fragt ihn, wie sein Unfall denn eigentlich passiert sei. Herr H. schildert seine Situation und erzählt auch von seinen Ängsten in der Ambulanz. Die DGKP wendet „motivierende Gesprächsführung" an und formuliert die Aussagen von Herrn H. noch einmal um. Sie sagt: „Sie haben sich Sorgen gemacht, ob Sie wohl wieder Rad fahren können nach dem Unfall."

Herr H. fühlt sich verstanden und sagt: „Ja, genau." Die DGKP bietet Herrn H. zusätzlich komplementäre Pflege an und fragt, ob eine Positionsveränderung und ein Cool Pack für Herrn H. vorstellbar wären.

Herr H. nimmt die angebotenen pflegetherapeutischen Maßnahmen dankend an. Zusätzlich bietet die DGKP Herrn H. an, dass sie sich darum kümmern werde, dass Herr H. auch noch weitere Schmerzmedikamente erhalten könne. Nach ca. einer halben Stunde kann die DGKP die Stationsärztin erreichen und weitere Schmerzmittel können verordnet werden. Die DGKP geht zu Herrn H. und sieht, dass seine Frau soeben auf Besuch gekommen ist. Sie befragt Herrn H. ca. eine halbe Stunde nach der Positionierung und dem Cool Pack nach seiner Schmerzstärke. Er sagt, die Schmerzen seien schon viel besser, und gibt einen Schmerzwert von 4 an. Derzeit möchte er kein weiteres Schmerzmedikament einnehmen, vielleicht später.

Was war, *bevor* der Schmerz entstanden ist?

Herr H. ist um 6:30 Uhr aufgestanden, hat mit seiner Frau gefrühstückt, und gemeinsam haben sie gegen 7:30 Uhr die Wohnung verlassen. Wie jeden Morgen hat er sich mit dem Fahrrad auf den Weg in die Arbeit gemacht.

Welche Konsequenzen hat der Schmerz jetzt im Augenblick der Erfassung?

Als Herr H. bei der Untersuchung nach seiner Schmerzstärke befragt wird, gibt er starke Schmerzen von 10 nach der Numerischen Skala an. Er hat noch keine Diagnose, er weiß nicht, wie schlimm sein Fahrradunfall ist, er macht sich Sorgen, dass er das Bein vielleicht nie wieder gut belasten kann. Er hat am Gang des Spitals auf einer Liege mehrere Stunden auf die Untersuchung gewartet, er hat Hunger und Durst und hat auch seine Frau telefonisch noch nicht erreichen können.

Welche Auswirkungen hat der Schmerz auf das zukünftige Leben?

Herr H. hat einen teilweise sitzenden Beruf. Er ist oft im Büro tätig, hat aber auch immer wieder Kundentermine, zu denen er meist mit dem Fahrrad fährt. Zum Zeitpunkt der Untersuchung weiß er noch nicht, ob er wieder Rad fahren und seine auswärtigen Termine wahrnehmen kann. All das verunsichert Herrn H., und er hofft, dass er bald Gewissheit bekommt.

Bei Variante 1 hat die DGKP keine motivierende Gesprächsführung angewandt, ist nicht auf das bisherige Erleben von Herrn H. eingegangen und hat ihm auch noch gesagt, sie könne derzeit nichts für ihn tun, weil ja keine Ärztin auf der Station sei. Das hat zu einer schmerzverstärkenden Wahrnehmung geführt und Herrn H. dazu veranlasst, alle 15 Minuten zu läuten.

Man sieht bei diesem einfachen Beispiel sehr deutlich, dass die komplementäre Pflegemethode hier zu einer weiteren Schmerzlinderung geführt hat.

Weiters hat die Tatsache, dass die DGKP bei Herrn H. mit motivierender Gesprächsführung (Kap. 9) auf seine Emotion („Sie haben sich Sorgen gemacht") eingegangen ist, dazu geführt, dass sich Herr H. verstanden fühlte.

Die DGKP hat zusätzlich Sicherheit vermittelt, indem sie sagte, sie werde sich darum kümmern, dass Herr H. noch weitere Schmerzmittel erhalte. Der Besuch seiner Frau hat Herrn H. weiter beruhigt, sodass derzeit kein weiteres Schmerzmittel notwendig war.

Im Idealfall verfügt die Station über einen Stationsstandard, in dem festgeschrieben ist, welche komplementären und pflegetherapeutischen Maßnahmen individuell nach einem pflegerischen Assessment mit dem Patienten angewendet werden können.

Die DGKP vereinbart mit dem Patienten gemeinsam, welche pflegetherapeutische Maßnahme er sich vorstellen kann, und bietet ihm *zwei* Möglichkeiten an. Eine Möglichkeit allein kann dazu führen, dass die Maßnahme abgelehnt wird und der Fokus ausschließlich auf dem Schmerzmittel liegt.

Die DGKP stellt dabei eine *individuelle* (und nicht eine stationsbezogene) Pflegediagnose: Sie wendet das biopsychosoziale Modell an und geht in ihrem *differenzierten* Assessment auf die Gedanken und Gefühle des Patienten ein.

Das ist Schmerzmanagement!

Wie oft soll das Schmerzerleben mittels Einschätzungsinstrumenten erfasst werden?

- bei der Erstaufnahme
- bei zu erwartenden Schmerzen nach invasiven Therapien (Operation)
- vor und nach jeder pflegetherapeutischen und ärztlichen Maßnahme (Evaluation nach 30–60 Minuten)
- bei akuten Schmerzen bis 24 Stunden, nachdem der Schmerzwert kleiner als 3 nach der NRS ist
- bei chronischen instabilen Schmerzsituationen, bis eine stabile Situation erreicht wird
- bei Transferierung und Entlassung

(DNQP, 2020, S. 113; Likar/Jaksch/Geyrhofer et al., 2017, S. 467)

Regelmäßige, ritualisierte Schmerzerfassungen, die von Standards oder Stationen vorgegeben werden, sind zu unterlassen, außer es wird eine Studie durchgeführt und es werden regelmäßige Daten benötigt.

Patient*innen, die bei der Aufnahme keine Schmerzen angeben, benötigen keine regelmäßige Schmerzeinschätzung!

Warum Schmerz erfassen?

- Subjektives Schmerzerleben wird mit einem Wert sichtbar gemacht.
- Medikamentöse Therapie wird nach dem Pathomechanismus entschieden.
- Das Therapieziel kann formuliert werden.
- Eine Evaluierung kann durchgeführt werden.
- Maßnahmen können besser gesteuert werden.
- Es wird nach dem biopsychosozialen Modell vorgegangen, da schnell sichtbar wird, dass Schmerz ein mehrdimensionales Geschehen ist.

3.6 Ziele formulieren

Die Behandlung von Schmerzen orientiert sich immer an einem Ziel – es ist eine **zielgerichtete Therapie**. Wenn z. B. eine pflegetherapeutische Maßnahme angewendet und/oder ein Medikament ärztlich verordnet wird, muss die Frage nach dem Ziel vorab gestellt und beantwortet werden. Was soll mit einer pflegerischen und medizinischen Therapie erreicht werden? Wird diese Frage gestellt, so versteht es sich von selbst, dass es eine Schmerzerfassung braucht. Die Frage nach dem Schmerzwert ist unerlässlich für eine zielgerichtete pflegetherapeutische und medizinische Schmerztherapie. **Ohne definiertes Ziel kann eine Schmerztherapie nicht evaluiert werden.**

Kann die Frage nach dem Ziel nicht beantwortet werden, muss die Frage nach der Sinnhaftigkeit einer – zumeist einseitigen medikamentösen – Therapie gestellt werden.

Bei der Zielformulierung ist entscheidend, ob es sich um einen akuten oder einen chronischen Schmerz handelt. Akute Schmerzen sind meist auch ohne genaue Zielformulierung gut behandelbar, innerhalb weniger Tage oder Wochen vergeht das Schmerzempfinden meist genauso schnell wieder, wie es gekommen ist. Trotzdem kann nicht allgemein gesagt werden, dass akute Schmerzen keines genauen und zielgerichteten Assessments bedürften. Menschen mit akuten Schmerzen können in ihrer Anamnese einen bereits bestehenden chronischen Schmerz aufweisen, weshalb es hier notwendig ist, genau hinzusehen, um den neuen, akuten Schmerz nicht chronifizieren zu lassen. Auch haben Menschen mit chronischen Schmerzen bereits eine Schmerztherapie, die bei der Behandlung des neuen, akuten Schmerzes mitberücksichtigt werden muss.

Das DNQP hat deshalb bei der Aktualisierung des Expertenstandards den **akuten und den chronischen Schmerz zusammengeführt**, um von Beginn an die Möglichkeit des „gemeinsamen Auftretens von akuten und chronischen Schmerzen" berücksichtigen und darauf reagieren zu können (DNQP, 2020, S. 23).

Fallvignette

Herr M., 55 Jahre alt, hat seit Jahren chronische Knieschmerzen. Er wird zur Operation in ein Krankenhaus aufgenommen: Der Einsatz einer Knieprothese ist geplant. Der Patient erhält nach der Operation zur Schmerztherapie eine patientenkontrollierte, intravenöse Analgesie-Pumpe (PCA), die mit einem Opioid befüllt ist. Der Patient kann seine Schmerztherapie auf diese Weise selbst steuern und sich alle 20 Minuten 3 mg von dem Medikament selbst verabreichen. Am vierten postoperativen Tag wird die Entfernung der PCA-Pumpe angedacht und auf eine orale Medikation umgestellt. Der Patient lehnt diese Vorgehensweise mit dem Hinweis ab, dass die orale Medikation bei seinen chronischen Knieschmerzen auch schon vor der Operation nicht geholfen hat; die PCA-Pumpe bringt ihm jedoch eine deutliche Schmerzlinderung. Daher wird die PCA-Pumpe auf Wunsch des Patienten belassen. Am zehnten postoperativen Tag möchte der Patient seine PCA-Pumpe weiterhin behalten. Er sagt, die Schmerzen seien doch noch sehr stark und gibt einen Schmerzwert von 7 nach der Numerischen Rangskala an. Das Schmerzteam ist ratlos, denn eigentlich sollte der Patient in häusliche Pflege entlassen werden. Die pflegerische Schmerzexpertin beginnt ein professionelles Pflegeassessment, das bei der Aufnahme offenbar nicht durchgeführt wurde. Sie fragt Herrn M. nach seiner Sozialanamnese und erfährt, dass er derzeit in Scheidung lebt und nicht weiß, ob er überhaupt noch in die gemeinsame Wohnung kommt.

Diese Fallvignette zeigt sehr schön, dass auch im akuten Setting auf ein professionelles pflegerisches Schmerzassessment nicht verzichtet werden kann. Die Zielformulierung ist hier von großer Bedeutung, denn offenbar hat es Herr M. nicht so eilig, wieder in die häusliche Umgebung entlassen zu werden. Mit einer intravenösen Schmerztherapie ist eine Entlassung nicht möglich. Das weiß auch Herr M., darum wehrt er sich vehement gegen eine Umstellung auf die orale Schmerzmedikation. Erst unter Hinzuziehung des pflegerischen Entlassungsmanagements, der Psycholog*innen und/oder Sozialarbeiter*innen gelingt es, Herrn M. von der intravenösen Schmerzpumpe zu entwöhnen und nach Hause zu entlassen.

Ein weiteres Fallbeispiel soll aufzeigen, dass auch bei Menschen ohne vorbestehenden chronischen Schmerz eine Zielformulierung durchgeführt werden muss, denn nicht immer ist bei akuten Schmerzen klar, dass Schmerzfreiheit das allgemeingültige Ziel ist.

Fallvignette

Frau K., 35 Jahre alt, wird auf dem Weg in die Arbeit auf dem Fußgänger-Übergang von einem Auto erfasst und erleidet einen komplizierten Unterschenkelbruch. Sie wird mit der Rettung in ein Krankenhaus gebracht, wo sie noch am Aufnahmetag operiert wird. Der Bruch wird operativ versorgt. Ein längerer Heilungsprozess steht Frau K. bevor. Frau K. strebt ein gerichtliches Verfahren an, wo sie Schmerzensgeld einfordert. Im weiteren Verlauf gibt Frau K. Monate nach dem Krankenhaus-Aufenthalt immer noch starke Schmerzen von über 8 nach der Numerischen Rangskala an. Auch die Rehabilitation hat keine wesentliche Verbesserung ihrer Schmerzsituation gebracht. Sie nimmt verschiedene Schmerzmedikamente ein und ist arbeitsunfähig. Sie ist Verkäuferin und muss ihre Arbeit überwiegend stehend durchführen, das ist derzeit mit ihren Schmerzen nicht möglich. Deshalb hat sie mittlerweile auch ihre Arbeitsstelle verloren. Bei einem neuerlichen Besuch in der Schmerzambulanz wird Frau K. erstmalig nach ihren Zielen befragt. Sie gibt an, dass sie den gerichtlichen Prozess gewinnen und Schmerzensgeld erhalten möchte. Sie strebt eine Umschulung auf einen Beruf an, den sie überwiegend im Sitzen durchführen kann.

In diesem Fallbeispiel spielt ein gerichtliches Verfahren eine Rolle, bei dem es um die Anerkennung von Schmerzensgeld geht. Solange der Prozess läuft, ist eine Schmerzlinderung unwahrscheinlich. Denn wenn die Schmerzen weg sind, gibt es keine Begründung mehr für die Schmerzensgeld-Forderung. Dieser biopsychosoziale Zusammenhang muss im Rahmen eines professionellen Pflegeassessments erkannt und es muss entsprechend darauf reagiert werden. Die Ziele könnten hier sein, dass Frau K. Bewältigungsstrategien erlernt, um mit der Situation des unsicheren Ausgangs des Prozesses umzugehen. Hilfreich könnten Entspannungstechniken sein, ebenso Ablenkungsmaßnahmen und Überlegungen, wie die Zukunft auch ohne Schmerzensgeld aussehen könnte. Die Umschulung kann mit Unterstützung des Arbeitsamtes bereits erfolgen, falls dies nicht zur Minderung der Schmerzensgeld-Forderung führt. Das Ziel der Schmerzfreiheit oder Schmerzlinderung muss hier bis zum Ende des Verfahrens hintangestellt werden. Falsch wäre es in so einer Situation, Frau K. in ihrem Schmerzerleben allein zu lassen. Denn das führt zur Schmerzverstärkung. Es braucht hier professionelle Begleitung und Unterstützung, wie sie Pain Nurses anbieten können.

Fallvignette

Frau L., 70 Jahre alt, leidet seit Jahrzehnten an unterschiedlichen Schmerzen, oft gibt sie Schmerzen in der Lendenwirbelsäule und in den Beinen an. An Grunderkrankungen sind unter anderem Weichteilrheumatismus, Diabetes mellitus Typ II und Bandscheibenvorfälle bekannt.

Sie hat in den letzten Jahrzehnten viele unterschiedliche Behandlungen durchgeführt. Zahlreiche Infiltrationen, physikalische Therapien und unregelmäßige Einnahmen von diversen Schmerzmedikamenten wie Opioide, Gabapentinoide und Nicht-Opioide wie Metamizol werden in der Anamnese angegeben. Bei der Patientin besteht eine Allergie gegen NSAR. Eine kurzzeitig durchgeführte psychologische Therapie führte zu keiner Veränderung ihrer Schmerzsituation.

Immer wieder sucht die Patientin nach neuen Behandlungsmöglichkeiten. 2018 wird sie wieder in einer Schmerzambulanz vorstellig, dort wird ein Termin für eine CT-gezielte Infiltration vereinbart. Doch auch diese Infiltration hat nur zu einer kurzfristigen Verbesserung der Schmerzsituation geführt.

Auffallend ist, dass jede neue Arztkonsultation bei der Patientin zunächst Hoffnung aufkommen lässt. Auch die Zufriedenheit ist anfangs hoch, doch nach einigen Terminen gibt die Patientin auf und sagt, dass auch dieser neuerliche Wechsel der Ärzteschaft nicht viel gebracht habe. Typische wiederkehrende Aussagen der Patientin in der Anamnese sind: „Ich bilde mir ja die Schmerzen nicht ein, ich bin ja nicht psychisch krank. Warum soll ich zur psychologischen Therapie gehen?"

In einem professionellen Pflegeassessment-Gespräch wird unter anderem die Sozialanamnese erhoben. Die Patientin war diplomierte Pflegeperson und wurde aufgrund ihrer Bandscheibenvorfälle mit 42 Jahren pensioniert. Sie hat zwei erwachsene Kinder und war alleinerziehend, nachdem ihre Ehe mit einem Rosenkrieg geendet hatte. Über die schwierige Ehezeit möchte die Patientin nicht viel erzählen, sie gibt jedoch Schuldgefühle gegenüber ihren beiden Kindern an, da sie als alleinerziehende Mutter viel Schichtdienst hatte und die Kinder oft allein waren. Unter anderem sagt sie selbst: „Kein Psychologe kann mir meine Schuldgefühle nehmen." Auf die Frage nach dem Ziel einer Schmerzbehandlung sagt sie: „Was weiß ich, welches Ziel ich habe? Keine Ahnung."

Dieses Fallbeispiel zeigt sehr gut, dass die Frage nach dem Ziel unbeantwortet bleibt und es dadurch zu einer Odyssee an Behandlungsterminen kommt. Es werden immer wieder unterschiedliche Ärzt*innen und verschiedene Ambulanzen aufgesucht, viele – vor allem passive – Behandlungsmethoden werden durchgeführt, psychologische Begleitung hat vor allem auch deshalb keinen Sinn, weil die Patientin selbst angibt, dass

„keiner ihr ihre Schuldgefühle wegnehmen" kann. Von weiteren invasiven Behandlungen muss hier ausdrücklich Abstand genommen werden, weil sie mehr Schaden als Nutzen bringen können. Ohne klare Zielformulierung kann im Gespräch mit der Patientin jedoch vereinbart werden, dass Maßnahmen individuell – je nach Bedarf – durchgeführt werden, die guttun. Das können verschiedene Ablenkungsmaßnahmen wie Treffen mit Freund*innen oder Musikhören sein. Ein mögliches Pflegeziel wäre hier, die Schmerzsituation in der Wahrnehmung zeitweise zu verändern. Schmerzfreiheit oder Schmerzlinderung kann hier nicht als Ziel formuliert werden. Man kann in einem weiteren gezielten Gespräch versuchen, gemeinsam Ziele zu formulieren. Hier soll noch einmal klargestellt werden, dass eine gute Schmerztherapie ohne Ziel nicht durchführbar ist, dass jedoch sehr wohl Maßnahmen angeboten werden können, die die Patient*innen in ihrer Gesamtsituation dabei unterstützen, die Schmerzsituation ein Stück weit erträglicher zu gestalten.

Zusammenfassung

Eine gute Schmerztherapie kann nur mit einem professionellen Pflegeassessment unter Berücksichtigung des biopsychosozialen Modells durchgeführt werden. Das professionelle Schmerzassessment obliegt den DGKP. Pflegefachassistent*innen, Pflegeassistent*innen oder Auszubildende sind aufgrund ihres Ausbildungsstandes nicht in der Lage, die notwendigen Daten in ihrer Gesamtheit zu erheben. Auch verfügen sie nicht über die Kompetenz, im Rahmen des Pflegeprozesses eine Pflegediagnose zu stellen und weiterführende pflegetherapeutische Maßnahmen gemeinsam mit den Betroffenen zu besprechen. Wird beim Schmerzassessment der Bedarf an Edukation und Beratung erhoben, kann dies gleich durch die DGKP erfolgen. Edukation und Beratung sind ausschließlich Sache der DGKP. Ohne Schmerzassessment wird keine Schmerztherapie durchgeführt. Wenn die DGKP beim Pflegeassessment zu dem Schluss kommt, dass die betroffene Person keine weitere therapeutische Maßnahme braucht, dann gibt es auch keine weitere Intervention.

Deshalb sind großes Wissen und eine professionelle Vorgehensweise notwendig – das begründet den Einsatz von DGKP, idealerweise mit Spezialisierung, wie es auch das interdisziplinäre Positionspapier „Perioperatives Schmerzmanagement" empfiehlt (Likar/Jaksch/Geyrhofer et al., 2017, S. 470), wenn es um eine professionelle Vorgehensweise bei Menschen mit Schmerzen geht.

4 Kultur und Schmerz

In den pflegetherapeutischen Berufen arbeiten viele Menschen, die aus unterschiedlichen Kulturen kommen. Ebenso stammen Menschen mit Schmerzen, die professioneller Pflege bedürfen, aus verschiedenen Kulturen.

Das kann zum einen Vorteile mit sich bringen, wenn etwa die Pflegepersonen zufällig aus der gleichen Kultur kommen wie die pflegebedürftigen Menschen, zum anderen kann es aber mit Hemmnissen im Verständnis des Schmerzerlebens verbunden sein.

Positiv betrachtet kann die gleiche Sprache automatisch zu mehr Verständnis in der Behandlung führen, negativ betrachtet können sogenannte Klischees und Abwertungen zu herkunftsbezogenen Aussagen wie „Morbus Balkan" oder „Mittelmeer-Syndrom" führen, was eine wertschätzende Haltung und Therapie gegenüber Menschen aus anderen Kulturen deutlich erschwert. Die automatische Anwendung der eigenen Sprache auf der einen Seite kann auch zu einem peinlichen Moment werden, wenn diese auf der anderen Seite nicht beherrscht wird (David, 2018, S. 12; Venkat/Söllner, 2014, S. 35).

4.1 Frage nach der Herkunft

Allgemein werden Menschen, die nicht in dem Land geboren wurden, in dem sie dauerhaft leben und arbeiten, als Menschen mit Migrationshintergrund bezeichnet. In den „Empfehlungen für die Volks- und Wohnungszählung 2020" der Wirtschaftskommission der Vereinten Nationen für Europa (UNECE) werden zwei Arten von Migrationshintergrund definiert:

- Migrant*innen der ersten Generation sind Menschen, deren Elternteile und sie selbst im Ausland geboren wurden und
- Migrant*innen der zweiten Generation sind Menschen, deren Eltern im Ausland geboren wurden, sie selbst jedoch in dem Land, in dem sie leben, geboren wurden.

(UNECE, 2015, S. 135; Statistik Austria, 2021)

Der Begriff „Migration" wird zunehmend kritisch hinterfragt, da gerade Menschen, die in einem Land geboren wurden, das nicht dem Herkunftsland der Eltern entspricht, sich nicht als Einwander*innen oder Migrant*innen sehen. Der Begriff impliziert zudem nur bestimmte Länder, aus denen man zugewandert ist. Selten werden nordeuropäische Migrant*innen oder Kinder von Diplomat*innen aus den USA oder Australien damit in Verbindung gebracht, vielmehr sind häufig südeuropäische und arabische Länder mit dem Begriff assoziiert. Das Wort Migrationshintergrund wird daher sehr uneinheitlich verwendet und wird mit dem sozialen Status und dem Bildungsniveau der Länder verknüpft. (Kohlenberger, 2021; Erkurt, 2020, S. 44)

„Warum fragen mich alle, woher ich komme?" – diese Frage stellt sich Jenny Omar, so wie viele andere Menschen, die einen vermeintlichen Migrationshintergrund haben. Jenny Omar hat in einem Beitrag geschildert, wie sie die Frage nach ihrer Herkunft erlebt. Es geht dabei nicht darum, ob man gerade von der Bäckerei oder vom Bahnhof kommt, sondern woher man abstammt, es geht um die Differenzierung bzw. Unterscheidung. Das Trennende steht im Vordergrund, nicht das Verbindende. (Omar, 2016)

Menschen nach ihrer Herkunft oder der Herkunft ihrer Eltern einzuordnen, ist für Statistiken vielleicht plausibel, für den Umgang mit Menschen jedoch keine brauchbare Vorgehensweise. Weder die Herkunft der Eltern noch das Geburtsland geben Auskunft darüber, wie ein Mensch denkt, fühlt oder handelt oder wie es um seine Bildung steht. Solche Zuschreibungen führen zu Vorannahmen, die hinderlich für den Beziehungsaufbau im pflegerischen Alltag sein können. In der Pflegeanamnese die Biographie zu erheben kann sich daher förderlich auf die Planung und Umsetzung der pflegerischen Therapiemaßnahmen auswirken. (Kammhuber, 2012, S. 29)

4.2 Was ist Kultur?

Das Wort Kultur wird häufig synonym mit anderen Wörtern wie Religion, Tradition und Ritual verwendet.

Religion (lat.: zurückbinden) meint die Bindung an Gott, der Glaube an etwas wird von einer Gemeinschaft bestimmt. Religiöse Vorstellungen von Schmerzen können die Therapie wesentlich beeinflussen.

Mit Tradition (lat.: überliefern) wird die Weitergabe von Verhaltensweisen und Überzeugungen bezeichnet. Traditionelles Handeln in der Pflege wird häufig mit der Aussage „das haben wir immer schon so gemacht“ erkennbar.

Rituale sind Handlungen, die regelmäßig ident ablaufen. In der Pflege kennt man rituelles Handeln, da Pflegetätigkeiten immer wieder nach dem gleichen Muster standardisiert durchgeführt werden.

Kultur (lat.: Landbau, Pflege) meint die Gesamtheit der hervorgebrachten Leistungen, die Menschen gestaltet und geschaffen haben. Das Zusammenleben von Menschen wird durch kulturelle Regeln und Gewohnheiten vorgegeben. (Duden, 2006)

Von Kindheit an beginnt das unbewusste und bewusste Erlernen der und Hineinwachsen in eine Kultur, um sich an die Umweltbedingungen und an andere Menschen anzupassen. Das hat viele Vorteile in der Kommunikation, in der Zugehörigkeit zu einer bestimmten Gruppe und um Grundbedürfnisse wie Nahrung, Kleidung und ein Zuhause, das Menschen vor Regen, Wind und Sonne schützt, abdecken zu können. Die Kultur hat immer den Zweck, sich mit anderen zu verständigen und mit anderen Regeln für das gemeinsame Auskommen zu vereinbaren. Das Zusammenleben mit anderen Menschen ist durch viele Interaktionen, wie die Zusammenarbeit in Teams und gemeinsame gesellschaftliche Anlässe wie Feiern oder Veranstaltungen, verbunden. Dabei werden sowohl Umgangsformen wie das Händeschütteln als auch die hierarchischen Ebenen (Alter, Beruf, Position, Abhängigkeiten) berücksichtigt. Eine Kultur für sich allein zu entwickeln, ist wenig erstrebenswert. Kultur ist etwas Anerzogenes und nicht Angeborenes, der Mensch ist daher in der Lage, seine Kultur dem jeweiligen Lebensort anzupassen. Kulturelle Verhaltensweisen sind erlernbar und veränderbar. (Broszinsky-Schwabe, 2011, S. 70ff.)

Häufig wird von Menschen mit Migrationshintergrund erwartet, dass sie sich der Kultur des neuen Lebensortes anpassen. Denn Einheimische definieren ihre Kultur als den Mittelpunkt ihrer eigenen Nation, der überall auf der Welt gilt. Diese Einstellung wird als Ethnozentrismus bezeichnet. Auf Reisen kann Ethnozentrismus gut beobachtet werden, wenn Menschen erwarten, dass im Urlaubsland ihre Sprache beherrscht werden soll oder die kulinarischen Köstlichkeiten an das Heimatland erinnern sollen. Die eigene Kultur wird als universell angesehen und steht meist über den anderen. Verschiedene Kulturen werden in „richtige" und „falsche" Kulturen kategorisiert und bewertet, um die eigene Überlegenheit hervorzustreichen. Wird die eigene – vor allem europäische – Kultur als die einzig richtige gesehen, wird das als Eurozentrismus bezeichnet (Broszinsky-Schwabe, 2011, S. 39).

Die Bewertung einer fremden Kultur wirkt sich auf die Kontaktaufnahme und den Beziehungsaufbau in der Pflege aus. Wird eine andere Kultur als unheimlich und bedrohlich wahrgenommen, wird der Kontakt zu diesen Menschen reduziert. Das wirkt sich gerade bei Schmerzpatient*innen dadurch aus, dass sie weniger Beratung und Aufklärung erhalten und die Gesprächsführung so kurz wie möglich gestaltet wird. Nicht alle Kulturen werden gleich bewertet. Menschen aus Kulturen, die eindrucksvoll oder aufregend erscheinen, werden offener empfangen und erhalten mehr Gesprächsminuten in der Anamneseerhebung. (Broszinsky-Schwabe, 2011, S. 39)

4.3 Internationale Kulturregeln

In vielen Bereichen gibt es gleichbedeutende kulturelle Regeln, wie zum Beispiel Verkehrszeichen, die überall auf der Welt das Gleiche bedeuten. Wenn in jedem Land ein anderes Symbol für „Einbahnstraße" oder „Stopp"-Tafel gelten würde, gäbe es deutlich mehr Unfälle. Es ist also sinnvoll, dass Symbole und Zeichen internationale Gültigkeiten haben. Auch das Schild „Wildwechsel" unterscheidet sich in der Symbolik nur im Tier – in Australien sieht man ein Känguru, in den arabischen Ländern ein Kamel, in Skandinavien werden Elche und in Mitteleuropa Hirsche abgedruckt. Auch ein Lächeln oder ein Weinen ist international für alle verständlich und eindeutig zuordenbar. Menschen mit Rucksack, die in einem Land mit Mobiltelefonen fotografieren oder einen Stadtplan verwenden, können als Tourist*innen identifiziert werden (Broszinsky-Schwabe, 2011, S. 30, 75).

4.4 Die Sprache als Merkmal einer Kultur

Menschen, die die gleiche Sprache sprechen, sind einander vertraut. Sie können sich in ihrer Sprache verständigen und sich miteinander austauschen. Sprachen haben jedoch auch landesspezifische Dialekte, nicht immer werden diese verstanden, auch wenn sie der gleichen Sprachfamilie angehören. (Broszinsky-Schwabe, 2011, S. 62)

Oft behindern mangelnde Sprachkenntnisse die Kommunikation. Übersetzer*innen stehen in der Regel nicht zur Verfügung und die Hinzuziehung von Angehörigen der Patient*innen hat den Nachteil, dass diese selbst stark betroffen sind, sich unzureichend abgrenzen können und ihre eigenen Gesichtspunkte einbringen, ohne dass dies kontrolliert werden kann. Diese Schwierigkeiten können zum Teil durch die Kooperation mit migrationsspezifischen Beratungsstellen und Sozialdiensten ausgeglichen werden. (Venkat/Söllner, 2014, S. 36)

Kulturell gesehen werden zwei Arten von Gesellschaften unterschieden, entweder leben Menschen individualistisch oder kollektivistisch zusammen. Menschen, die Individualität leben, stellen ihre persönlichen Lebensziele und Träume über die Gruppeninteressen. Die Entwicklung der eigenen Identität steht im Vordergrund. In individualistischen Gesellschaften werden gleichgeltende Rechte für alle gefordert. Die Menschen leben hier in einer Leistungsgesellschaft, es wird erwartet, dass der Mensch wie eine Maschine „funktioniert" und seine Leistung erbringt. In individualistischen Gesellschaften wird das Gesundheitssystem als Reparaturmedizin gesehen, der menschliche Körper wird wieder fit gemacht, um die Leistung zu erbringen. Menschen, die krank sind oder nicht mehr funktionieren können, weil sie unter chronischen Schmerzzuständen leben, sind der Gefahr der gesellschaftlichen Isolation ausgesetzt. Dabei wird übersehen, dass menschliche Leistung nicht messbar ist. Leistet eine Pflegeperson, die drei Patient*innen betreut, mehr, als eine Pflegeperson, die für 50 Bewohner*innen zuständig ist? Es gibt kein Maß für menschliche Leistung wie bei Strom, der in Volt gemessen wird oder die PS beim Auto, die Stärke angeben. Es gibt auch keine leistungsgerechte Bezahlung, in individualistisch geprägten Ländern gibt es entweder Kollektivverträge oder Gehalt nach Verhandlungsbasis. Interessant dabei ist, dass auch in individualistischen Gesellschaften eine kollektive (gleiche) Bezahlung gefordert wird. Auch Benotungen im Schulsystem sagen letztendlich nichts über gute oder schlechte Leistungen aus. In diesen Gesellschaften stehen Menschen ständig unter Druck, sich mit anderen messen zu müssen. Sie streben danach, besser als die anderen zu sein, sie sind im fortwährenden Wettkampf, um letztendlich auch ein höheres Ansehen genießen zu können. Menschen, die individualistisch groß geworden sind, gehen alleine zu einer Behandlung, erzählen häufig nicht von einer Erkrankung, tragen ihr Leid mit sich selbst aus. Jammern und Klagen wird oft als Schwäche angesehen. Individualistische Gesellschaften finden sich in Industrieländern (u. a. in Kanada, Europa, Nordamerika und Australien) (Broszinsky-Schwabe, 2011, S. 86).

Menschen, die kollektivistisch zusammenleben, haben ein starkes Wir-Gefühl, sie leben in Familiengemeinschaften zusammen, in denen jeder seine Rolle einnimmt. Jeder Mensch ist Teil der Gemeinschaft und nur gemeinsam werden Probleme bewältigt. Menschen, die kollektivistisch groß geworden sind, nehmen die Familie zu Untersuchungen mit, die Familie ist Teil der Behandlung, hier wird Unterstützung und Fürsorge gegeben. Jammern und Klagen gehört zum Kranksein dazu, es ist selbstverständlich, dass Leid den anderen mitgeteilt und gezeigt wird. Kollektivistische Gesellschaften sind auf der Welt in der Mehrheit, ca. 70 % haben diese Form in ihrer Kultur, dazu zählen vor allem Südamerika, Asien, afrikanische und arabische Staaten sowie Russland (Broszinsky-Schwabe, 2011, S. 87).

4.5 Kulturelle Unterschiede im Schmerzerleben

Das Schmerzerleben spielt in der pflegerischen Behandlung von Menschen mit Migrationshintergrund eine große Rolle. Der pflegerische Alltag wird durch die unterschiedlichen kulturellen Zugänge zum Schmerz beeinflusst. Divergierende Auffassungen im Hinblick auf Verständnis und die Therapie von Schmerzen sind von kultureller Erziehung geprägt und müssen in der partizipativen Behandlung von Menschen unterschiedlicher Kulturen berücksichtigt werden. Der Behandlungserfolg hängt wesentlich davon ab, ob die eigene Kultur der Pflegepersonen ebenso reflektiert und im Behandlungsgespräch angesprochen wird.

Bei allen Menschen ist die Schmerzempfindung gleich, die Schmerztoleranz und der Schmerzausdruck werden jedoch durch soziale und kulturelle Aspekte beeinflusst. Soziologische Strukturen wie Familie, Beruf, Integration und Sprachkenntnisse von Menschen mit Migrationshintergrund können sich auf die Ressourcen und Bewältigungsstrategien in Schmerzsituationen auswirken. Die subjektiven Einstellungen und Überzeugungen zum Schmerzerleben und zur Therapie sind weitere wichtige Einflussfaktoren, wenn es um die Behandlung von Schmerzen geht (David, 2018, S. 13).

Die Schmerzbehandlung von Patient*innen mit fremder Sprache wird oft als problematisch beschrieben, da Schwierigkeiten auftreten, die sich bei deutschsprachigen Patient*innen scheinbar nicht so manifestieren. Die sprachliche Verständigung wird oft als große Hürde bei der Anamneseerhebung gesehen, Aufklärungsbögen, Pflegediagnosen und Therapien können kaum partizipativ diskutiert und entschieden werden. Die Sprachmelodie wird verändert, indem man beginnt, langsamer und lauter zu sprechen, was natürlich nicht zum Erfolg führt, denn der fremdsprachige Mensch hat keine Hörminderung, sondern ein Sprachproblem. Das veränderte Sprachmuster kann dazu führen, dass Menschen sich wie ein Kind behandelt fühlen. Ein mündiges Handeln als Patient*in ist dadurch deutlich erschwert. (Kammhuber, 2012, S. 29)

Bei der Schmerzwahrnehmung und Schmerzverarbeitung spielen Natur und Kultur eine Rolle. Der Naturanteil ist die Physiologie des Schmerzes, das Verhalten, das durch den Schmerz hervorgerufen wird, ist Anteil der Kultur (Schug, 2012, S. 44).

Menschen gehen unterschiedlich mit Schmerzen um, da die Natur ihnen die Umgebungsbedingungen vorgibt. Ein Mensch, der in einer einsamen Gegend in China oder in Afrika lebt, findet andere Infrastrukturen vor als in Europa lebende Menschen. Während in Europa und vor allem in Österreich nahezu in jeder größeren Stadt ein Krankenhaus steht, im Umkreis von 5 km eine Apotheke vorhanden ist und das Hausarztsystem trotz aller Kritik an leerstehenden Ordinationen sehr dicht ist, können Menschen auf anderen Kontinenten sich nicht darauf verlassen, dass sie bei Schmerzen innerhalb kurzer Zeit eine institutionelle Versorgung erhalten. Schmerzen werden anders behandelt, wenn der Weg zu einer Ärztin tausende Kilometer lang ist und es kein öffentliches Verkehrsnetz gibt, vielleicht sogar nicht einmal gut ausgebaute Straßen vorhanden sind. Das bedeutet, auch das Verhalten und die Therapie von Schmerzen sind kulturell angeeignet. In Österreich ist es üblich, ein Krankenhaus aufzusuchen, wenn ein akuter Schmerz auftritt, vor allem deshalb, weil die Arztpraxen nur zu bestimmten Zeiten geöffnet haben. Die extramurale Versorgung, wie sie in Skandinavien zu finden ist, wird in Österreich erst jetzt sehr langsam ausgebaut. Und es wird Jahrzehnte dauern, bis die Menschen bereit sind, ihre Kultur zu verändern und extramurale Einrichtungen aufsuchen.

Menschen aus kollektivistischen Gesellschaften sehen Schmerz als eine ganzheitliche Empfindung, auf die ganzheitlich eingegangen wird. Schmerz wird ganzheitlich erlebt und beschrieben, eine genaue Lokalisierung und Abgrenzung ist oft nicht möglich.

Die voreingenommene Haltung, dass Menschen aus dem Mittelmeer-Raum oder aus arabischen Kulturen mehr Schmerz empfinden, führt dazu, dass bei Erstkontakt mit den Pflegepersonen Schmerz oft unterschätzt und den Betroffenen die Schmerzempfindung nicht geglaubt wird. Das Schmerzverhalten unterscheidet sich von der eigenen Kultur dadurch, dass Migrant*innen mit klagender Stimme und Schonhaltung ihren Schmerz zeigen. Die kollektivistische Einstellung fordert weiters das Miteinbeziehen von Angehörigen. Das ist in der mitteleuropäischen Kultur nicht üblich und wird als irritierend erlebt (Venkat/Söllner, 2014, S. 35).

Durch die hierarchischen Strukturen, die in mitteleuropäischen Ländern im Gesundheitsweisen noch deutlich verankert sind, werden mündige und fordernde Patient*innen als schwierig erlebt.

4.6 Umgang mit Schmerz in den westlich industrialisierten Ländern

Schmerz wird als fremdes, störendes Übel wahrgenommen, er muss daher mit speziellen Therapien und invasiven Techniken „bekämpft" werden. Es findet ein „Abtöten von Schmerz" statt, somit aber auch ein Abtöten von Schmerz als Warnsignal, als Schutz vor weiteren Schäden und als wichtige Rolle im Genesungsprozess (körperliche Schonung) (Müller-Busch, 2017, S. 166).

Um das Schmerzverständnis in der westlichen Welt zu verstehen, ist es notwendig, sich die allgemeingültige Definition von Schmerz anzusehen. Die Definition der Internationalen Gesellschaft zum Studium des Schmerzes (International Association for the Study of Pain = IASP) von 1979 bzw. 1986 wurde 2020 neu bestimmt.

Bis 2020 galt folgende Definition:
„Schmerz ist ein unangenehmes Sinnes- und Gefühlserlebnis, das mit tatsächlicher oder potentieller Schädigung verknüpft ist oder mit Begriffen einer solchen Schädigung beschrieben wird."

Seit 2020 lautet die Definition:
„Schmerz ist eine unangenehme sensorische und emotionale Erfahrung, die mit tatsächlichem oder drohendem Gewebsschaden verbunden ist, oder dieser ähnelt." (Heitkamp, 2021, S. 5).

Diese Definition wird seit jeher kritisch gesehen, da Schmerz immer auch ein psychologischer Begriff ist (McMahon/Wall, 1986; Heitkamp, 2021, S. 5). Ein Stechen, das nicht als unangenehm empfunden wird, kann dieser Begriffsbestimmung nach nicht „Schmerz" genannt werden. Pathophysiologische Prozesse wie Entzündungen müssen also nicht immer als unangenehm und daher als Schmerz empfunden werden. Somit ist Schmerz zwar eine sensorische und emotionale Erfahrung, die – wenn sie als unangenehm empfunden und bewertet wird – auch als Schmerz bezeichnet werden kann. Umgekehrt muss demnach aber weder eine tatsächliche Schädigung ein Schmerz sein, noch ist ein potentieller Schaden immer unangenehm. Das macht eine Zuordnung und Therapie schwierig, weil jeder Mensch eine andere Erfahrung und somit einen anderen Zugang zum Begriff Schmerz hat.

Individualistische Gesellschaften neigen dazu, anzunehmen, dass wenn irgendwo ein Schaden ist, es doch auch weh tun muss. Oder umgekehrt: Wo kein Schaden ist, kann auch kein Schmerz sein. Weiters wird gedacht, dass durch die Durchführung bestimmter Maßnahmen der Schmerz besser wird, z. B. hören Schmerzpatient*innen immer wieder, sie sollen sich mehr bewegen oder abnehmen, dann würde der Schmerz schon besser werden. Diese Annahmen sind in die Kategorie „Mythos" einzuordnen. Rückenschmerzen oder Knieschmerzen verschwinden nicht, nur weil man spazieren geht. Bei Schmerzen wird in der westlichen Welt immer nach einem Ursache-Wirkungsprinzip gesucht. Kausalität und Korrelation spielen hier eine große Rolle. (Klas/Horak/Mitterdorfer, 2020, S. 24)

4.6.1 Kausalität – Bedeutung

„Kausalität" kommt vom lateinischen „causa" und bedeutet so viel wie Ursache, auf die sich eine Wirkung bezieht. Man unterscheidet Monokausalität und Multikausalität. Bei der Monokausalität geht man davon aus, dass genau eine Ursache eine Wirkung erzielt. Also beim Schmerz wäre das, davon auszugehen, dass durch einen konkreten Schaden auch ein Schmerz entsteht. Bei der Multikausalität spielen mehrere Ursachen eine Rolle und bewirken mehrere Ereignisse. Tatsächlich hat Schmerz eine Multikausalität, viele Ursachen spielen eine Rolle in seiner Entstehung (siehe Kapitel 2).

4.6.2 Korrelation – Bedeutung

Der Begriff „Korrelation" kommt vom lateinischen „correlatio" und bedeutet so viel wie Wechselbeziehung. Sie beschreibt den Zusammenhang zur Ursache. Dabei wird bestimmt, wie stark der Zusammenhang ist und in welche Richtung sich der Zusammenhang erstreckt. Ein Beispiel: je mehr Wegstrecke mit dem Auto zurückgelegt wird, desto weniger Sprit ist im Tank. Oder: Je mehr Futter ein Tier bekommt, desto dicker wird es. Beim Schmerz ist diese Korrelation irreführend. Es gibt keinen direkten Zusammenhang zwischen einer körperlichen Schädigung und dem Schmerz. Ein Tumor kann im Körper wachsen und einen Schaden zufügen, dennoch muss er keine Schmerzen verursachen.

Susan Pulham (Statistik-Professorin) sagte in ihrem Interview, das in der Zeitschrift „Die Zeit" Nr. 28/2018 erschienen ist: „Treten zwei Dinge gemeinsam auf, muss das eine nicht die Ursache des anderen sein. Auch wenn es ziemlich verführerisch ist, das anzunehmen. Wir sind darauf getrimmt, überall Ursache-Wirkungs-Zusammenhänge zu sehen: Denn die helfen, die Welt beherrschbarer zu machen. Sie machen Vorhersagen leichter: wenn – dann! Und sie sorgen für Motivation. Etwas zu tun lohnt sich nur, wenn man einen Effekt erwartet. Der Evolutionsbiologe Stephen Jay Gould schrieb, Korrelation mit Kausalität zu verwechseln sei «wohl einer der zwei oder drei schlimmsten und am weitesten verbreiteten Denkfehler»." (Kara, 2018)

Ein Kind, das sich verletzt, beginnt nicht automatisch zu weinen. Es beobachtet zunächst die Umgebung und sucht nach der Bezugsperson und reagiert auf deren Verhalten. Ob das Kind weint oder nicht, hängt weniger von der Art und Schwere der Verletzung ab, sondern eher von der Reaktion der Erwachsenen. Das Verhalten bei Schmerz ist somit anerzogen. Das Kind lernt nonverbal, wie auf seine Verletzung reagiert wird, oftmals mit Zuwendung, Berührung und Aufmerksamkeit. Kinder bekommen in der Regel am Spielplatz keine Medikamente verabreicht, sondern werden mit komplementären Maßnahmen versorgt. Trotzdem würde niemand auf die Idee kommen, dem Kind den Schmerz abzusprechen oder anzunehmen, das Kind wäre nicht gut behandelt, nur weil es keine Schmerzmittel erhalten hat. Auch bekommen Kinder oft ein Pflaster oder einen Verband für die schmerzende Stelle, sie werden „umwickelt". Das geht bei Erwachsenen leider verloren bzw. wird belächelt, wenn Patient*innen bei einer Commotio einen Kopfverband möchten und dieser tatsächlich die Kopfschmerzen lindert.

Da leider auch immer noch die offizielle Definition der IASP sagt, dass Schmerz mit einem Schaden oder potentiellen Schaden korreliert, ist das Verständnis des Schmerzes auch heute noch gering. Nilges schreibt in seinem Artikel, dass es immer noch „erhebliche Defizite in unserem Schmerzverständnis" gibt (Nilges, 2021).

In einem weiteren Artikel beschreibt Nilges: „Unser traditionelles Schmerzkonzept geht von einem nahezu gesetzmäßigen Zusammenhang zwischen somatischen Schädigungen und Schmerz aus – und ist irreführend. Es gibt keinen direkten Zusammenhang zwischen somatischer Pathologie und der Intensität von Schmerzen. Nozizeption ist kein Schmerz. Erst nach und durch die Verarbeitung in verschiedenen Bereichen unseres Gehirns werden nozizeptive Signale zu Gefahrensignalen und damit zu Schmerz." (Nilges, 2021, S. 37).

Es existiert eine Menge Literatur, die ganz klar beschreibt, was Schmerz ist. Immer wieder sind solche Aussagen wie die von Paul Nilges zu finden. Was macht es dennoch so schwer, Patient*innen mit ihren Schmerzen ernst zu nehmen? Warum fallen im Pflegealltag immer noch Aussagen wie „Der Patient sieht nicht so aus, als ob er Schmerzen hätte?" oder „Wenn er rauchen gehen kann, dann kann es ja nicht so weh tun?" Wieso denkt man, das eine (Rauchen) hinge mit dem anderen (Schmerz) zusammen? Wieso glaubt man, dass die Fähigkeit, rauchen zu gehen (Korrelation), mit der Stärke der Schmerzintensität (Kausalität) zusammenhängt?

Aus diesen Fragen resultieren leider sehr viele Stigmatisierungen und falsche Vorannahmen. Solange nicht verstanden wird, dass Schmerz keine Nozizeption ist, sondern ein psychologischer Begriff, so lange wird Schmerz nicht multimodal nach dem biopsychosozialen Modell behandelt werden können. Das Bewusstsein um die Wichtigkeit und Bedeutung der multimodalen Schmerztherapie ist nicht vorhanden, solange man meint, beim Schmerz ginge es um eine Monokausalität und die Gabe eines Schmerzmittels genüge, um Schmerzen zu behandeln.

Einige Beispiele für falsche Kausalität-Korrelations-Annahmen:

- Wenn man Schmerzen hat (Kausalität), dann kann man nicht rauchen gehen (Korrelation).
- Wenn jemand keine Schmerzmittel nimmt (Korrelation), dann kann der Schmerz auch nicht so schlimm sein (Kausalität).
- Wenn jemand ruhig dasitzt und keine Schmerzzeichen zeigt (Korrelation), dann kann kein Schmerz vorhanden sein (Kausalität).

- Wenn ich Schmerzen habe (Kausalität), dann gehe ich nicht rauchen (Korrelation). Daher kann das bei jemand anderem auch nicht möglich sein.
- Wenn man Rückenschmerzen hat (Kausalität), sollte man sich mehr bewegen, dann wird das schon besser (Korrelation).
- Knieschmerzen (Kausalität) hat man nur, wenn man zu dick ist (Korrelation).
- Schmerzen (Kausalität) werden vorgetäuscht, weil ein Pensionswunsch besteht (Korrelation).
- Der Bandscheibenvorfall (Kausalität) ist passiert, weil zu viel Stress da war (Korrelation).
- Wenn die Patient*innen in der Nacht schlafen (Korrelation), dann können sie keine Schmerzen (Kausalität) haben.

Menschen mit starken Schmerzen sind trotzdem in der Lage, rauchen zu gehen, weil das eine Sucht ist, die nach Befriedigung verlangt. Die Ursache eines Bandscheibenvorfalls muss nicht zu viel Stress sein und Knieschmerzen entstehen nicht automatisch bei Übergewicht. Die eigenen Erfahrungen und die eigene Verarbeitung von Schmerz können nicht auf andere übertragen werden. Nur weil man selbst nicht rauchen gehen würde, wenn man starke Schmerzen hat, kann man nicht automatisch sagen, dass niemand das kann. Da Schmerzen eine emotionale Erfahrung sind, können sie auch nicht simuliert werden. Ähnlich wie Glück, Freude, Trauer oder Liebe sind Schmerzen Gefühle und Erfahrungen, die man jemandem nicht so einfach absprechen kann.

Da Schmerz die Bewertung und Bedeutung von einem Geschehen und somit eine Erfahrung ist, ist die Annahme falsch, dass Schmerz vorgetäuscht werde, nur weil es keine sichtbaren Zeichen gibt. Auch starke Schmerzen korrelieren nicht immer mit einem sichtbaren Schmerzverhalten. Die wenigsten Menschen, die z. B. starke Zahnschmerzen haben, sitzen in einem öffentlichen Verkehrsmittel schmerzverzerrt da, halten sich die Backe und jammern „aua, aua" vor sich hin. Und auch Palliativpatient*innen mit zum Teil starken Schmerzen können bei einem Familienfest Freude zeigen und ein Lächeln im Gesicht haben. Niemand wird die Freude bei einer Feier mit starken Schmerzäußerungen stören. Schmerzen zu haben ist nichts Schönes, niemand freut sich, wenn sie/er Schmerzen hat. Schmerzen führen auch nicht zu anhaltender Schlaflosigkeit, auch mit Schmerzen schläft man irgendwann ein, die Schlafqualität ist jedoch reduziert.

Schmerzen können nicht simuliert werden, da sogar in der IASP-Definition Schmerz als eine „Erfahrung" definiert wird. Wie sollen Erfahrungen vorgetäuscht werden?

Gerade weil Schmerz eine Multikausalität hat, wird schon seit Jahrzehnten eine multimodale Schmerztherapie gefordert. Eine Stresssituation macht keinen Bandscheibenvorfall. Jedoch verursacht Stress unter Umständen Verspannungen, negative Gedanken und Gefühle. Vielleicht führt Stress zu angespannten Situationen in der Familie und dann kann noch ein Bandscheibenvorfall dazukommen. Der Fokus auf die medikamentöse Schmerztherapie allein ist schon lange als Fehltherapie definiert. Vor allem aber ist sie unzureichend. Schmerzen können nicht nur mit Schmerzmitteln behandelt werden – deshalb sollte man sich auch nicht wundern, wenn der Schmerz mit Schmerzmitteln allein nicht besser wird. Wenn man nur den Bandscheibenvorfall behandelt, wird die Schmerzsituation nicht besser. Es muss die Gesamtsituation eines/r Betroffenen behandelt werden. Stress, negative Gedanken und Gefühle, eine angespannte Situation in der Familie und Verspannungen müssen mitbehandelt werden. Und zwar zeitgleich (simultan) und nicht hierarchisch untergeordnet (sukzedan).

4.7 Kein Organbefund

Wenn Menschen mit Schmerzen keinen Organbefund haben, das heißt, wenn in der klinischen Diagnostik und in den bildgebenden Verfahren keine eindeutige Diagnose herauskommt, spricht man den Betroffenen den Schmerz ab: „Sie haben nichts". „Doch, nämlich Schmerzen." Hier kommt leider wieder die irreführende Annahme der Kausalität und Korrelation ins Spiel. Wenn kein Organbefund da ist (Kausalität), dann kann es auch keine Schmerzen geben (Korrelation). Das ist falsch und führt zu Stigmatisierungen und zu Fehlbehandlungen.

Keinen Organbefund zu haben, ist in vielen Leitlinien als klare Diagnose beschrieben. Am Beispiel der S3-Leitlinien „Nationale Versorgungsleitlinie Nicht-spezifischer Kreuzschmerz" soll das erklärt werden. Ein nichtspezifischer oder unspezifischer Kreuzschmerz hat keine klare Ursache im Gegensatz zu einem spezifischen Kreuzschmerz, verursacht durch einen Bandscheibenvorfall, Tumor, eine Infektion, Entzündungen, Blutungen, Nervenverletzungen etc.

In nur ca. 5–10 % der Fälle gibt es eine klare Ursache, über 90 % der Rückenschmerzpatient*innen haben einen unspezifischen Rückenschmerz. Somit sagt die Leitlinie klar aus, dass die Wahrscheinlichkeit sehr hoch ist, keine Ursache bei Rückenschmerzen zu finden. Und das ist gut so. Denn wer möchte schon einen Tumor oder eine Blutung im Rücken haben? Warum müssen Menschen erst gefährliche Ursachen vorweisen, damit man sie ernst nimmt? Anstatt den Patient*innen zu sagen „Zum Glück haben wir nichts Schlimmes gefunden und jetzt behandeln wir in Ruhe Ihren Schmerz" erfahren sie, dass sie „nichts haben". Das ist für den weiteren Verlauf nicht sehr förderlich.

Zusammenfassung

Unterschiedliche Sichtweisen sind wichtig, um zu verstehen, warum Menschen aus verschiedenen Kulturen ihren Schmerz anders wahrnehmen und auch äußern. Der Fokus auf den Eurozentrismus muss kritisch diskutiert werden. Das europäische mechanistische Modell von Schmerz führt zu Missverständnissen bei Menschen aus kollektivistischen Kulturen. Die ganzheitliche Sichtweise von Schmerz würde in allen Kulturen zu einer besseren Therapie beitragen. Schmerzen haben eine Multikausalität und müssen auch multimodal behandelt werden. Das Wirkungs-Ursache-Prinzip führt bei Schmerzen zu Fehleinschätzungen. Die kollektivistischen Kulturen müssen das Unverständnis von individualistischen Kulturen in der Behandlung ihrer Schmerzen ertragen. Doch auch in individualistischen Kulturen wünscht man sich, dass man mit Schmerzen wahr- und ernstgenommen wird. Solange man schmerzfrei ist, hält man am Modell Ursache-Wirkung fest. Ist man selbst Betroffene*r, dann wünscht man sich eine ganzheitliche Behandlung.

5 Perioperatives Schmerzmanagement

„It is an indictment of modern medicine that an apparently simple problem such as the reliable relief of postoperative pain remains largely unsolved."
(The Front Matter, 1978, S. 517)

Das oben genannte Zitat ist mittlerweile 45 Jahre alt und zeigt auf, wie lange das Problem von postoperativen Schmerzen in zahlreicher Literatur schon beschrieben wurde, unter anderem von Zenz (Zenz, 2008, S. 1). 2023 kann dieses Zitat, da ein so einfacher Prozess wie das Management perioperativer Schmerzen nach wie vor unter seinen Möglichkeiten zurückbleibt, als aktuell bezeichnet werden. Zenz und andere Autor*innen beschreiben seit nunmehr über 40 Jahren die optimale Vorgehensweise, postoperative Schmerzen zu behandeln, allein die Umsetzung in die klinische Praxis scheint nicht zu gelingen. Das liegt weniger daran, dass es keine geeigneten Schmerzmittel gibt, vielmehr sind die Ursachen in den strukturellen und organisatorischen Rahmenbedingungen zu suchen (Zenz, 2008, S. 2–3; Likar/Jaksch/Geyrhofer et al., 2017, S. 464).

Seit Jahrzehnten wird ein multimodaler Ansatz im perioperativen Schmerzmanagement gefordert, ebenso lang wird auf die Notwendigkeit der Professionalisierung und Akademisierung von Pflegepersonen im deutschsprachigen Raum hingewiesen (Osterbrink, 2013, S. 549). Seit 2008 wird in Österreich nunmehr die Akademisierung der Grundausbildung zur DGKP umgesetzt, zum jetzigen Stand leider aber immer noch nicht einheitlich, da eine Grundausbildung ohne akademischen Abschluss immer noch möglich ist. Das ist mit ein Grund, warum sich in der Praxis die Professionalisierung von Pflegepersonen nicht widerspiegelt und die Arbeit als DGKP auch heute noch weitgehend als Assistenzberuf und nicht als therapeutischer Beruf gesehen wird (Geyrhofer, 2023, S. 24ff.). Dies verhindert die Umsetzung der dringend geforderten multimodalen Schmerztherapie auch im perioperativen Setting. Fehlende Vereinbarungen, mangelndes Wissen und starke hierarchische Strukturen, wie sie gerade im perioperativen Setting vorhanden zu sein scheinen, verhindern die optimale Umsetzung der seit Jahrzehnten geforderten Therapiemöglichkeiten (Osterbrink, 2013, S. 549; Likar/Jaksch/Geyrhofer et al., 2017, S. 463–464).

5.1 Ausgangssituation

Eine im Jahr 2016 durchgeführte Befragung postoperativer Patient*innen in österreichischen Kliniken ergab, dass ca. 20–40 % von ihnen unter starken Schmerzen nach der Operation litten. Durch die Befragung wurde weiters aufgezeigt, dass immerhin ca. 23 % der Patient*innen ein- bis dreimal nach Schmerzintensität gefragt wurden und über 80 % mit der Schmerzmittelgabe zufrieden waren. (Likar/Jaksch/Geyrhofer et al., 2017, S. 463; Jaksch/Likar/Frohner/Herbst, 2018, S. 178). Hier scheint in den letzten Jahren doch ein Paradigmenwechsel stattgefunden zu haben. Die Akutschmerztherapie wurde zunehmend zu einem Qualitätsmerkmal, nicht nur für die Institutionen, sondern auch für die Patient*innen (Freys/Pogatzki-Zahn, 2021, S. 3–4). Die interprofessionelle Zusammenarbeit wurde durch die Ausbildung zahlreicher Pain Nurses (auch algesiologische Fachassistenz oder Pflegeexpert*in im Schmerzmanagement genannt) durchwegs verbessert. Der Schwerpunkt der pflegerischen Aufgaben besteht jedoch mehrheitlich nach wie vor aus Assistenzaufgaben wie dem Nachfüllen von Schmerzpumpen, der Assistenz bei invasiven Verfahren, Schmerzerfassung und Durchführung der übertragenen ärztlichen Tätigkeiten (Freys/Pogatzki-Zahn, 2021, S. 5). Die pflegerischen Kernkompetenzen der DGKP wie Beratung, Möglichkeiten der Prävention der Chronifizierung und die Durchführung komplementärer Pflegeinterventionen werden den Patient*innen selten angeboten. Darunter fallen z. B. eine temperierte Ölkompresse oder die Umsetzung des Nebenwirkungsmanagements.

5.2 Mögliche Ursachen für die Defizite im perioperativen Schmerzmanagement

Nach wie vor fehlen vielerorts klare Vereinbarungen, wer für die postoperative Schmerztherapie zuständig ist. Die Fachgebiete Anästhesie und Chirurgie sind immer noch darum bemüht, ihre Kompetenzen strikt zu trennen und Ärzt*innen unterschiedlicher Fachdisziplinen wollen sich nicht in die jeweiligen unterschiedlichen medikamentösen Vorschreibungen einmischen. Fortbildungen finden nach getrennten Berufsgruppen statt, das erschwert die interprofessionelle Zusammenarbeit. Sehr häufig wird in getrennten Fortbildungen der Wunsch nach gemeinsam abgehaltenen Schulungen laut geäußert. Ein weiterer wichtiger Aspekt ist die Wahrnehmung von postoperativen Schmerzen. Auch wenn Patient*innen mittlerweile aufgrund von standardisierten Vorgaben zwei- bis dreimal täglich über Schmerzen nach der Operation befragt werden, so fließt doch noch häufig die eigene Bewertung von DGKP in die Schmerzerfassung mithinein. Aussagen wie „Der Patient schaut ja nicht so aus, als ob er Schmerzen hätte" oder „Die Patientin hat doch schon so viel Schmerzmittel erhalten, das kann ja gar nicht mehr weh tun" sind immer noch gegenwärtig vorhanden. Solche Aussagen belegen die Wissensdefizite, die auch heute noch beim Verstehen von Schmerz vorhanden sind. Das führt zur falschen Anwendung von Schmerzerfassungsinstrumenten und unterlassener multimodaler Schmerztherapie.

5.3 ERAS® Nurse oder die präoperative Pflegevisite

Die ERAS® Nurse (Abkürzung für „enhanced recovery after surgery“) wurde im Rahmen der Fast-Track-Chirurgie mit dem Ziel entwickelt, dass sich Patient*innen nach einer Operation rasch erholen können und die postoperativen Komplikationen reduziert werden. Der Fokus liegt hier in der präoperativen Schulung durch DGKP, vor allem in den Bereichen Ernährung, Mobilisierung, Schlaf und Schmerzmanagement. Die präoperative Schulung erfolgt dabei bereits vor der stationären Aufnahme. Patient*innen werden nicht nur durch die Chirurgie und Anästhesie aufgeklärt, sondern suchen auch die DGKP (z.B. eine ERAS® Nurse) auf, um die entsprechenden Informationen, Schulungen und Beratung zu erhalten. Präoperativ findet dadurch bereits ein Beziehungsaufbau mit den Betroffenen und deren Angehörigen statt (Schroeter, 2022, S. 240). Im Rahmen des präoperativen Pflegeassessments werden neben Schmerzen, die vielleicht schon präoperativ bestehen, weitere biopsychosoziale Faktoren erhoben. Hierzu gehören die psychischen Befindlichkeiten wie Ängste, Trauer, Ärger, Wut, weiters die Erwartungshaltung über den perioperativen Verlauf, aktuelle oder frühere Einnahme von Schmerzmedikamenten, Möglichkeiten der komplementären pflegetherapeutischen Interventionen und die Beziehung zu Angehörigen (DGAI, 2021, S. 21). Schmerzschulungen müssen von speziell ausgebildeten Pflegekräften übernommen werden. Im Idealfall erhalten Patient*innen im Rahmen des präoperativen Assessments Informationsbroschüren, die vorab mit ihnen besprochen werden und die sie bei Bedarf zu Hause noch einmal durchlesen können. Für weitere Fragen stehen ihnen Ansprechpartner*innen zur Verfügung. Die ERAS® Nurse ist eine Weiterentwicklung der präoperativen Pflegevisite, die seit Beginn der 2000er Jahre in Österreich beschrieben wurde und leider bis heute erfolglos blieb. Die präoperative Pflegevisite sollte damals am Aufnahmetag der Patient*innen stattfinden, da Patient*innen oft schon einen Tag vor der Operation stationär aufgenommen wurden. Bei größeren präoperativen Vorbereitungen wie bei einer Darmoperation erfolgte die stationäre Aufnahme mehrere Tage vor der geplanten Operation und die Darmentleerung wurde stationär durchgeführt. Heute werden Patient*innen erst am OP-Tag stationär aufgenommen und etwaige präoperative Vorbereitungen zu Hause umgesetzt. Die präoperative Edukation von Patient*innen mehrere Wochen vor der Operation ist vor allem eine gute Möglichkeit, um Informationen rund um die Operation in einem ruhigen Setting weiterzugeben, denn bei einer stationären Aufnahme am OP-Tag fehlen vor allem zeitliche aber auch personelle Ressourcen, um die Patient*innen optimal aufklären und schulen zu können (Seyfried/Herrle/Schröter, 2021, S. 429). Die präoperative Edukation kann idealerweise im häuslichen Setting stattfinden, z.B. kann die Community Nurse, die seit 2022 als Projekt in Österreich eingeführt wird, die Patient*innen zu Hause besuchen und ihnen Beratung rund um die Operation anbieten.

Sowohl Anästhesiepflegepersonen als auch OP-Pflegepersonen beschrieben die präoperative Pflegevisite als unverzichtbar, um präoperative Ängste zu minimieren und Beziehungen aufzubauen (Dellaa, 2012, S. 39). Mimmler erwähnt in ihrem Beitrag einen wichtigen Aspekt, nämlich die Prävention von Chronifizierungsprozessen. Die Kosten für Prävention durch den Einsatz von ERAS® Nurses oder die präoperative Pflegevisite sind deutlich geringer als die für postoperative Komplikationen und chronische Schmerzen nach einer Operation (Mimmler, 2018, S. 554).

5.4 Einsatz von Schmerzerfassungsinstrumenten im perioperativen Bereich

Erfassungsinstrumente wie die Numerische Rankskala (NRS) werden entweder gar nicht oder falsch eingesetzt. Die Schmerzbefragung findet meist nach der verbalen Rating Skala (VRS) statt, oft auch, weil geeignete Schmerzlineale fehlen, jedoch wird der NRS-Wert eingetragen. Das ist prinzipiell möglich, wenn die Dokumentation korrekt erfolgt und nicht eigene Interpretationen mitberücksichtigt werden. Letzteres kann aber dazu führen, dass ein/e Patient*in zwar „starke Schmerzen" nach der VRS angibt, die DGKP jedoch nach der NRS einen Wert von 4 statt 7 dokumentiert, weil sie der Meinung ist, die/der Patient*in habe entweder die Schmerzerfassung nicht gut verstanden oder die Mimik/Gestik und Körperhaltung der Patient*innen passe nicht zu den geäußerten „starken Schmerzen" (DGAI, 2021, S. 26). So eine fehlerhafte Vorgehensweise ist immer dann anzunehmen, wenn vor der Implementierung der strukturierten Schmerzerfassung keine ausreichenden Schulungen der DGKP stattgefunden haben. Die Sinnhaftigkeit einer Umsetzung ohne vorangegangene Schulung des Teams ist zu hinterfragen. Ohne zu wissen, was Schmerzerfassungsinstrumente aussagen und was eigentlich erhoben wird, kann das Pflege-Assessment nicht durchgeführt werden. Ein weiteres Merkmal, das darauf hindeutet, dass die Schmerzerfassung nicht verstanden worden ist, ist, dass diese komplexe Aufgabe an Assistenzkräfte der Pflege oder Auszubildende delegiert wird. An einer Schmerzerfassung hängt immer verpflichtend die körperliche klinische Untersuchung durch eine DGKP, weiters eine umfassende Edukation und im Bedarfsfall auch noch eine Beratung. Ohne diese ist eine Schmerzerfassung unvollständig und weitere Maßnahmen können nicht eingeleitet werden. Weiters sollte sich die strukturierte postoperative Schmerzerfassung nicht an stationären Vorgaben, sondern an den individuellen Faktoren der Patient*innen orientieren. Bei manchen Patient*innen reicht es durchaus, ein- bis zweimal nach der Operation nach Schmerzen zu fragen, bei anderen Patient*innen ist es sinnvoll, drei- bis fünfmal nachzufragen, um Schmerzspitzen rasch identifizieren zu können. Die Häufigkeit der Schmerzerfassung orientiert sich am Pflegeassessment, nicht an den Stationsvorgaben (Likar/Jaksch/Geyrhofer et al., 2017, S. 467).

Auch die Gabe eines Schmerzmedikamentes im Rahmen einer Einzelfallverordnung orientiert sich am Pflegeassessment, das die klinische Untersuchung inkludiert, und nicht am Schmerzwert. So kann auch bei einem angegebenen Schmerzwert von NRS 7 nicht unbedingt ein Medikament erforderlich sein, es wird im Patientengespräch ermittelt, ob und was die/der Patient*in braucht. Das kann eine veränderte Positionierung sein, Kälteanwendungen können zur Schmerzlinderung führen und zusätzlich kann im Einzelfall „bei Bedarf" noch ein Schmerzmittel verabreicht werden. Die Pflegeperson muss hier ihre Entscheidung sehr genau begründen und nachweislich im Gespräch mit den Betroffenen die Vorgehensweise partizipativ entscheiden, denn die Patient*innen sagen, was sie benötigen! Die S3-Leitlinie „Behandlung akuter perioperativer und posttraumatischer Schmerzen" sieht eine individuelle Vorgehensweise bei der Schmerzerfassung vor, vor allem bei der Anwendung geeigneter Schmerzerfassungsinstrumente, aber auch bei den Zeitabständen, die individuell festgelegt werden (DGAI, 2021, S. 23–24).

Der Zeitpunkt, wann nach Schmerzen gefragt werden soll, wird unterschiedlich angegeben, unter anderem jeweils vor und 30–60 Minuten nach einer Schmerzmittelgabe. Hiermit ist die Einzelfallgabe eines Schmerzmittels gemeint und nicht die verordnete Basisanalgesie. Bei einer intravenösen Schmerztherapie kann nach Abhängen einer Infusion automatisch gefragt werden, ob diese gewirkt hat. Wenn die Basisanalgesie nicht ausreicht und im Einzelfall zusätzlich Schmerzmittel verabreicht werden, ist es wichtig, zeitnah (30–60 Minuten nach Gabe) nachzufragen, ob die Einzelfallgabe zu einer Schmerzlinderung geführt hat. Im perioperativen Setting ist eine häufigere Schmerzerfassung durchaus begründet. Bei chronischen Schmerzpatient*innen gilt diese Vorgabe nicht! Bleiben perioperative Schmerzen über 24 Stunden ohne zusätzlicher Einzelfallverordnung unter dem vereinbarten Referenzwert, wird von der DGKP eine stabile Situation diagnostiziert und es ist keine weitere Schmerzerfassung notwendig. Auch im perioperativen Setting müssen Patient*innen nicht bis zur Entlassung dreimal täglich nach Schmerzen befragt werden (Likar/Jaksch/Geyrhofer et al., 2017, S. 467).

5.5 Schmerzerfassung im Aufwachraum und Kriterien für die Transferierung auf die Station

Jorge Antonia Aldrete, ein mexikanischer Facharzt für Anästhesie, entwickelte 1970 den Postanesthetic Recovery Score (PAR-Score), auch Aldrete-Score genannt, für die Entlassung aus dem Aufwachraum. Sein Schema umfasst 5 Parameter: Bewusstsein, körperliche Aktivität, hämodynamische Stabilität, respiratorische Stabilität und Hautfarbe (Aldrete/Kroulik, 1970, S. 925). Die Beurteilung der Hautfarbe wurde in weiterer Folge durch die Sauerstoff-Sättigung ersetzt, da 1970 noch kein Monitoring für die Sauerstoff-Sättigung durchgehend vorhanden war. Die Erfassung der Schmerzintensität war damals nicht vorgesehen. Die Begründung liegt zum einen vielleicht darin, dass sich die Schmerzskalen erst gegen Mitte der 1970er Jahre entwickelten, zum anderen daran, dass Schmerz auch damals schon als ein subjektives Geschehen gesehen wurde, das nicht messbar wie Blutdruck oder Puls ist und die emotionalen Faktoren daher mitberücksichtigt werden mussten (Scott/Huskisson, 1976, S. 175–176).

Der Aldrete-Score wurde im Laufe der Jahre um die Schmerzerfassung und die Erhebung von Übelkeit und Erbrechen postoperativ erweitert, wobei bei der Schmerzerfassung nicht die numerische Erfassung, sondern eine modifizierte verbale Ratingskala eingefügt wurde (Eberhart/Gerlach/Knaber, 2011, S. 42). Das erleichtert den DGKP die Beobachtung der Parameter, zumal sie nicht darauf angewiesen sind, dass die Patient*innen einen Schmerzwert nach der NRS angeben.

Leider existieren immer wieder Standard Operating Procedures (SOP), die eine Entlassung aus dem Aufwachraum bei einem Schmerzwert unter 3 nach der NRS vorsehen (Likar/Jaksch/Geyrhofer et al., 2017, S. 467). Das ist in der Praxis nicht umsetzbar, da Patient*innen selten einen Wert angeben können. Voraussetzung für den korrekten Umgang mit der NRS ist zum einen eine sehr gute präoperative Einschulung und zum anderen kognitive Zurechenbarkeit, die nicht durch Sedativa und/oder andere zentral wirksame Medikamente wie Opioide eingeschränkt ist. Beides ist im Aufwachraum nicht gewährleistet, außer bei regionalen Anästhesieverfahren und wenn keine zusätzlichen sedierenden und angstlösenden Medikamente verabreicht werden. Deshalb empfiehlt sich die Anwendung des mittlerweile modifizierten Aldrete-Scores im Aufwachraum.

Aldrete-Score modifiziert

Parameter	**Beschreibung**	**Punkte**
Aktivität	Patient*in bewegt sich weder spontan noch nach Aufforderung	0
	Patient*in bewegt 2 Extremitäten spontan oder nach Aufforderung	1
	Patient*in bewegt 4 Extremitäten spontan oder nach Aufforderung	2
Respiration	Bradypnoe/Apnoe	0
	Dyspnoe/Tachypnoe	1
	Patient*in kann tief durchatmen, hustet ausreichend, normale Atemfrequenz	2
Sauerstoff-Sättigung	S_aO_2 unter 90 % mit O_2-Gabe	0
	S_aO_2 bis 90 % mit O_2	1
	S_aO_2 über 92 % mit Raumluft	2
Kreislauf	Blutdruck liegt unter 50 % des präoperativen Ausgangswertes	0

	Blutdruck liegt zwischen 20–50 % des präoperativen Ausgangswertes	1
	Blutdruck liegt bis max. unter 20 % des präoperativen Ausgangswertes	2
Bewusstsein	Patient*in ist schwer oder gar nicht erweckbar	0
	Patient*in ist erweckbar	1
	Patient*in ist wach und orientiert	2
Postoperative Schmerzen	Anhaltend starke Schmerzen trotz i.v. Analgetika-Gabe	0
	Schmerzen, die mit i.v. Analgetika-Gabe kontrollierbar sind	1
	Keine/leichte Schmerzen	2
Übelkeit/ Erbrechen	Anhaltende PONV	0
	Vorübergehende PONV	1
	Keine/leichte PONV	2
Verlegung aus dem Aufwachraum ab 12 von 14 Punkten, kein Parameter wurde mit 0 Punkten bewertet.		

Abbildung 7: Aldrete-Score (eigene Darstellung, modifiziert nach Aldrete/Kroulik, 1970, S. 926; Eberhart/Gerlach/Knaber, 2011, S. 42)

5.6 Schmerzkatheterverfahren und periphere Nervenblockaden

Es werden rückenmarksnahe und periphere Nervenblockaden mittels Katheterverfahren unterschieden. Die Schmerztherapie über Katheter erfolgt mittels Lokalanästhetika, diese blockieren die Nerven reversibel und sorgen dafür, dass die Schmerzweiterleitung unterbrochen wird. Periphere Schmerzkatheter sind unter anderem Plexuskatheter, Femoraliskatheter und intrascalenäre Katheter. Rückenmarksnaher Schmerzkatheter ist der Epiduralkatheter. Indikationen für periphere Schmerzkatheter sind zumeist unfallchirurgische und orthopädische Operationen. Periphere Nervenblockaden sind den herkömmlichen Schmerzmitteln überlegen, da sie weniger Nebenwirkungen haben, wie z. B. Übelkeit/Erbrechen, Müdigkeit, Schwindel. Dadurch ermöglichen sie ein besseres Schmerzmanagement (DGAI, 2021, S. 105). Die patientenkontrollierte Epiduralanalgesie (PCEA) ist ebenfalls nebenwirkungsärmer gegenüber der postoperativen Opioidtherapie und wird nach Operationen im Bauchraum oder gynäkologischen/urologischen Operationen, nach thorakalen Eingriffen, aber auch nach orthopädischen Operationen wie Prothesenimplantaten empfohlen (DGAI, 2021, S. 108).

Die Vorteile von Schmerzkathetern sind:

- sie ermöglichen eine Operation ohne Vollnarkose (wichtig für die Unfallchirurgie!)
- sie reduzieren den intra- und postoperativen Opioidverbrauch (nicht jedoch andere Schmerzmittel!)
- sie ermöglichen eine schnellere Mobilisierung (auch ohne vorangegangene OP, bei schmerzhaften Zuständen)
- sie ermöglichen eine kontinuierliche Gabe eines Lokalanästhetikums über eine Schmerzpumpe (im Gegensatz zu einer „Single-Shot-Blockade")
- Bolusgaben eines Lokalanästhetikums über den Schmerzkatheter sind jederzeit möglich
- sie vermindern die Gefahr einer Chronifizierung des Schmerzes.

Die Nachteile von Schmerzkathetern sind:

- sie können aufgrund ihrer sensorischen Blockade von dem/der Patient*in als sehr unangenehm empfunden werden (der/die Patient*in spürt ihre/seine Extremität nicht)
- sie bewirken eine motorische Schwäche der Extremität (einknicken beim Gehen z. B. beim Femoraliskatheter oder Epiduralkatheter – Sturzgefahr!)

- bei motorischer Schwäche Gefahr der insuffizienten Physiotherapie/ Mobilisation
- Patient*in erhält keine weiteren zusätzlichen Schmerzmittel mehr
- Lokalanästhetika haben keine antiphlogistische und antipyretische Wirkung.

Die Zuständigkeiten bei liegendem Schmerzkatheter werden in Paragraph 20 der GuKG berücksichtigt. Paragraph 20 regelt die Tätigkeiten im Spezialbereich. Unter Punkt 9 wird die Mitwirkung an der Schmerztherapie beschrieben. Der Wechsel von Perfusorspritzen bzw. von Reservoirs von Schmerzpumpen ist mit einer Infusion vergleichbar und darf von allen DGKP nach ärztlicher Verordnung hergerichtet und an den liegenden Schmerzkatheter angeschlossen werden. Eine Verabreichung von Lokalanästhetika als Bolusgabe über einen liegenden Schmerzkatheter darf nach ärztlicher Verordnung nur von DGKP mit einer Berufsberechtigung in der Intensivpflege oder Anästhesiepflege durchgeführt werden (Weiss/Lust, 2021, S. 206–207).

Schmerzkatheterverfahren benötigen eine vorab klare Verantwortlichkeit und das Vorhandensein eines Akutschmerzdienstes. Damit sollen die durchgehende Überwachung und Kontrolle sowohl hinsichtlich der Lage als auch der Wirkung gewährleistet sein. Das Team des Akutschmerzdienstes besteht aus Pain Nurses (idealerweise mit Berufsberechtigung der Anästhesiepflege) und Fachärzt*innen für Anästhesie und Intensivmedizin und ist rund um die Uhr erreichbar (DGAI, 2021, S. 122–126).

5.7 Standardisierte Vorgehensweisen

Gerade im perioperativen Schmerzmanagement existieren viele Standard Operating Procedures (SOP), die es den DGKP ermöglichen, Schmerzmedikamente im Einzelfall zusätzlich zu verabreichen. Diese orientieren sich meist am Schmerzwert, an den sogenannten Interventionsgrenzen. Das ist aus mehreren Gründen problematisch. Der Schmerzwert ist immer etwas Subjektives und Individuelles. Patient*innen beschreiben mit dem Schmerzwert ihr gerade aktuelles Erleben in ihrer Gesamtsituation und nicht die ziehende Empfindung im Operationsgebiet. Sie bewerten die Empfindung sowohl emotional als auch kognitiv und das kann durchaus schmerzverstärkend wirken (siehe Kapitel 2.2).

Die Gabe von Schmerzmitteln darf sich nicht an der Schmerzstärke orientieren, dadurch kann es zur Über- oder Unterdosierung kommen. Es kommt immer wieder vor, dass Patient*innen ihren Schmerz mit 2 nach der NRS angeben und sagen, sie benötigen kein Schmerzmittel, obwohl sie eine angespannte Körperhaltung zeigen und eventuell schwitzen. Das können Schmerzzeichen sein und erst im Gespräch mit der DGKP verlangen Patient*innen dann doch ein Medikament. Vielleicht haben sie Angst vor einer Sucht oder dass sie später kein Schmerzmittel mehr erhalten – all das gilt es, vorab zu klären. Deshalb entscheidet das Pflegeassessment, ob ein weiteres Schmerzmittel im Einzelfall gegeben wird. Das muss sich in den vorgegebenen SOP wiederfinden. Wie in Kapitel 3.5 schon beschrieben, muss die SOP folgendermaßen lauten: „Ab einem Schmerzwert von 3 nach der NRS oder dem vereinbarten Referenzwert kann nach dem Pflegeassessment und der Einteilung in stabile/instabile Situation zusätzlich zur Pflegetherapie ein Medikament verabreicht werden …".

Die standardisierte Vorgehensweise setzt ein hochprofessionelles therapeutisches und pflegerisches Vorgehen voraus. Hier kann die DGKP nicht wie eine Assistenzkraft agieren und bloß bei einer Angabe von Schmerzen über 3 nach der NRS ein Medikament verabreichen. Die körperliche Untersuchung und das Gespräch sind verpflichtende Tätigkeiten, bevor es zur Verabreichung eines Schmerzmittels kommt, insbesondere wenn es sich um Opioidgaben handelt. Ärzt*innen verlassen sich bei ihrer standardisierten Vorschreibung darauf, dass DGKP die Situation richtig einschätzen können und entsprechend umsichtig handeln. Bei opioidnaiven Patient*innen (also solchen, die präoperativ noch keine Opioide genommen und keine Erfahrung mit ihnen haben) können Überdosierungen zu Sedierung und Bradypnoe führen. Patient*innen, die postoperativ zu viele Opioide aufgrund von falschen Einschätzungen erhalten, werden sich nicht melden, da sie keine Beschwerden haben. Eine Bradypnoe führt in diesem Fall nicht zur Dyspnoe! SOP passen also nicht zu jeder Patientensituation, es muss trotz des Standards immer eine individuelle Vorgehensweise entschieden werden. SOP sind dadurch entstanden, dass in Österreich Pflegepersonen nicht berechtigt sind, Analgetika zu verschreiben oder weiterzuverordnen. Diesem Missstand beugt man durch standardisierte Vorschreibungen ein wenig vor, jedoch muss die Pflegediagnostik hier ganz klar zur Anwendung kommen. Ohne klinische Einschätzung und hohen Wissensstand der DGKP können Standards durchaus gefährlich werden. Gerade im akuten Setting wie nach einer Operation müssen manchmal auch in einem enger definierten Zeitabstand Schmerzmittel verabreicht werden. Wenn SOP Verabreichungen alle 4–6 Stunden vorsehen, kann das zur postoperativen Unterversorgung führen. Das birgt die Gefahr einer Chronifizierung des akuten postoperativen Schmerzes. Auch hier muss die DGKP die Möglichkeit haben, unter Umständen die Zeitintervalle von Schmerzmittelgaben zu verkürzen. Diese Vorgehensweisen sind derzeit gesetzlich nicht vorgesehen und gehören unbedingt verändert. Problematisch ist, dass in politischen Kreisen in Österreich die Meinung vertreten wird, man könne doch auch mit mehr Assistenzpersonal und weniger hoch qualifizierten Pflegekräften auf chirurgischen Stationen auskommen. Es muss hier klargestellt werden, dass ohne professionelles Wissen kein qualitativ hochwertiges perioperatives Schmerzmanagement durchgeführt werden kann.

5.8 Applikationsverfahren in der perioperativen Schmerztherapie

Das interdisziplinäre Positionspapier „Perioperatives Schmerzmanagement“ stellt in seinem Online-Material in seiner Tabelle 3 die verschiedenen Applikationsverfahren von Schmerzmedikamenten vor (online unter: https://link.springer.com/article/10.1007/s00482-017-0217-y). Die intravenöse und orale Gabe ist nach einer Operation zu bevorzugen. Subkutan-Gaben sollten im perioperativen Bereich nicht mehr durchgeführt werden. Die Begründung liegt darin, dass postoperative Patient*innen zumeist opioidnaiv sind. Weiters sind subkutane Verabreichungen postoperativ erstens schwer steuerbar, da nicht klar definiert ist, wann, wie viel und wie lange die subkutan verabreichte Dosis wirkt, und zweitens ist bei postoperativen starken Schmerzen eine schnelle Schmerzlinderung das Ziel. Hier bestehen in der Praxis immer noch falsche Vorstellungen und Ängste im Hinblick auf die Gabe von intravenösen Titrationsgaben (Dosisanpassungen, man tastet sich an die Dosis heran, die die Patient*innen benötigen) auf einer Normalstation. Entgegen der weit verbreiteten Annahme muss bei einer Titrationsgabe kein Monitoring durchgeführt werden. Die Sauerstoffsättigung hinkt im Wert oft nach, es reicht, wenn die Atemfrequenz beobachtet wird. Bei einer intravenösen Gabe kommt es schnell zur Anflutung, das bedeutet, das Medikament erreicht schnell seine maximale Wirkung. Wenn bis dahin keine Reduktion der Atemfrequenz entsteht, ist danach auch nicht mehr damit zu rechnen. Die intravenöse Gabe ist somit postoperativ sicherer und schneller wirksam als die subkutane Verabreichung.

Folgendes Rechenbeispiel soll die Angst von Pflegepersonen und Ärzt*innen vor intravenösen Titrationsgaben auf Normalstationen reduzieren: In der Regel wird Piritramid fraktioniert in Titrationsschritten von jeweils 3 mg postoperativ verordnet. 30 mg Piritramid intravenös entsprechen

20 mg Morphin intravenös oder 300 mg Tramadol oral. 3 mg Piritramid wären somit in etwa 30 mg Tramadol oral, das entspricht 12 Tropfen Tramadol. Meistens werden 20 Tropfen Tramadol oral zusätzlich als Einzelfallverordnung verabreicht, das wären 50 mg Tramadol oral. Die Gabe von 3 mg Piritramid intravenös kann somit verglichen werden mit 12 Tropfen oder 30 mg Tramadol oral. Das ist weniger als die gängige Einzelfalldosis von 20 Tropfen. Niemand würde auf die Idee kommen, Patient*innen zu überwachen, wenn sie 20 Tropfen Tramadol erhalten, warum sollten also Patient*innen beobachtet werden, wenn sie 3 mg Piritramid intravenös erhalten? Bei der fraktionierten Gabe von Piritramid wird die Wirkung beobachtet, die Patient*innen werden dabei nicht allein gelassen, bis eine Schmerzreduktion eintritt (in der Regel nach wenigen Minuten) und die hämodynamische und respiratorische Situation stabil bleibt.[1]

Zusammenfassung

Aufgrund der bereits seit Jahrzehnten bestehenden Literatur über das perioperative Schmerzmanagement ist es längst an der Zeit, Forderungen wie die präoperative Schulung oder die strukturierte Implementierung des Akutschmerzdienstes endlich umzusetzen. Standardisierte Vorgehensweisen können nur mit DGKP realisiert werden. Eine professionelle Schmerzerfassung, die sich an der jeweils individuellen Patientensituation orientiert, hat Vorrang gegenüber standardisierten dreimal täglichen Schmerzerfassungen. Eine Kompetenzerweiterung im Hinblick auf die Weiterverordnung von Schmerzmedikamenten muss dringend eingeführt werden. Subkutan-Gaben und Verordnungen „bei Bedarf" müssen endlich der Vergangenheit angehören. Der Bedarf muss durch

1 Das Rechenbeispiel ist von OA Dr. Ekkehard Schweitzer, Facharzt für Anästhesie und Intensivmedizin an der Klinik Hietzing in Wien entwickelt worden, um die Titrationsgabe auf den Normalstationen zu implementieren. Das Rechenbeispiel wurde bisher nur den Teilnehmer*innen der Weiterbildung „Schmerzmanagement" zur Verfügung gestellt.

Einzelfallverordnungen ersetzt werden – hierbei ist ein hoher Wissensstandard und ein professionelles diagnostisches und therapeutisches Vorgehen der DGKP Voraussetzung.

6 Schmerzerfassung bei Menschen mit Demenz

Menschen mit Demenz erhalten sowohl bei akuten als auch bei chronischen Schmerzen **durchschnittlich weniger Schmerzmittel** als Menschen ohne kognitive Beeinträchtigungen. Das kann zur Verschlimmerung der Schmerzsituation führen, die Aktivitäten im Alltagsleben sind eingeschränkt, die Lebensqualität wird reduziert und der Pflegeaufwand wird erhöht (Lukas, 2017, S. 49).

Menschen mit Demenz, die unter Schmerzen leiden, können mit einer Veränderung ihres gewohnten Verhaltens reagieren. Unruhiges Hin- und Hergehen, veränderte Lautäußerungen bis hin zu Schreien und Abwehrbewegungen bei Pflegetherapien können auf Schmerzen hindeuten. Veränderungen des Verhaltens werden leider häufig als Unruhe diagnostiziert und mit Neuroleptika statt mit Schmerzmedikamenten behandelt. Diese haben jedoch vor allem kardiovaskuläre Nebenwirkungen und sollten nur kurz eingesetzt werden (Lukas, 2017, S. 50).

Die Schmerzerfassung bei Menschen mit Demenz orientiert sich an den individuellen Ressourcen. Solange Schmerz noch geäußert werden kann, ist der Schmerzeinschätzung mit eindimensionalen Schmerzskalen wie der verbalen Ratingskala der Vorrang zu geben (Lukas, 2017, S. 50).

Erst bei fortgeschrittener Demenz steht eine Reihe von eindimensionalen Beobachtungsbögen zur Fremdeinschätzung zur Verfügung. Großes pflegerisches und medizinisches Wissen ist Voraussetzung für die Schmerzerfassung bei Menschen mit Demenz.

Im Folgenden sollen die wichtigsten Fremdeinschätzungsbögen näher beschrieben werden.

6.1 BeSD-Beurteilung von Schmerzen mit Demenz

Die BeSD besteht aus fünf Verhaltensmerkmalen, die für einige Minuten beobachtet und bewertet werden. Für jedes Verhaltensmerkmal werden 0–2 Punkte vergeben.

Folgende Verhaltensweisen werden bei der BeSD erfasst:

1. Atmung

Schmerz erhöht den Atemantrieb. Wenn starke Schmerzen vorhanden sind, dann beginnt man schneller zu atmen, die Atemfrequenz erhöht sich. Schmerz ist der physiologische Antagonist der Atemdepression (Kröner-Herwig, 2014, S. 395)!

Dies gilt jedoch nur beim akuten, nicht beim chronischen Schmerz. Deshalb ist die Atemfrequenz kein sicheres Merkmal bei Schmerzen. Eine erhöhte Atemfrequenz kann auf Schmerzen hinweisen, im Umkehrschluss bedeutet normale Atmung jedoch nicht automatisch, dass kein Schmerz vorliegt.

2. Lautäußerung

Stöhnen, Wimmern, Weinen können Schmerzäußerungen sein. Jedoch können diese auch auf andere emotionale Situationen hinweisen, z.B. Angst, Einsamkeit, Traurigkeit.

Gerade chronische Schmerzen werden oft nicht von Lautäußerungen begleitet. Das Fehlen von Lautäußerungen bedeutet nicht, dass ein Mensch mit Demenz frei von Schmerzen ist.

3. Gesichtsausdruck

Wichtige Merkmale können das Zusammenziehen der Augenbrauen, das Hochziehen der Oberlippe oder ein offener Mund sein.

Das sind feine Unterschiede, um zu differenzieren, ob es sich um Schmerz oder eventuell um Unzufriedenheit oder Ärger handelt. Es braucht hier Erfahrung, um diese Merkmale unterscheiden zu können.

4. Körpersprache

Wenn eine Körperstelle schmerzt, berühren wir diese Stelle. Dadurch werden A-Beta-Fasern im Körper aktiviert, die zur Schmerzlinderung beitragen.

Man kann beobachten, ob ein Mensch mit Demenz eine bestimmte Körperstelle berührt und durch Reibung immer wieder versucht, den Schmerz zu lindern. Auch Schonhaltung oder Schongang können Hinweise darauf sein.

Wichtig dabei ist auch die Beziehung zu anderen. Die Schonhaltung kann verstärkt werden, wenn Mitmenschen in der Umgebung sind, da sie bei Sozialisierung zu verstärkter Aufmerksamkeit führt. Schmerz verlangt nach Aufmerksamkeit.

5. Reaktion auf Trost

Dieser Punkt erfordert eine pflegetherapeutische Intervention durch die DGKP. Die Intervention muss an die jeweilige individuelle Situation des Menschen mit Demenz entsprechend angepasst werden.

Hausinterne Leitlinien und Empfehlungen können mögliche pflegetherapeutische Interventionen auflisten, die individuelle Auswahl erfolgt bei der klinischen Ersteinschätzung und Untersuchung durch die DGKP. Es kann z. B. eine körperwarme Ölkompresse oder ein Fußbad zur Anwendung kommen; diese Maßnahmen eignen sich jedoch nicht bei Menschen mit Weglauftendenzen. Daher ist immer eine individuelle Planung notwendig.

Bei jeder Erkrankung, die mit Schmerzen einhergeht, müssen auch bei einem Wert von null schmerzlindernde Interventionen erfolgen. Es obliegt der DGKP in ihrer Fachlichkeit, die pflegerischen Interventionen zu planen und weitere therapeutische Interventionen einzuleiten (Hinzuziehen der Ärzteschaft).

Der **Vorteil** dieses Fremdeinschätzungsinstruments ist, dass keine weiteren Informationen der zu beobachtenden Person erforderlich sind. Dadurch ist die BeSD im Akutbereich und in der Notfallambulanz gut einsetzbar. Weiters ist bei Punkt 5 „Reaktion auf Trost" schon eine pflegetherapeutische Intervention integriert.

Der **Nachteil** ist, dass die BeSD nur das Schmerzverhalten beobachtet. Schmerzen müssen nicht mit einem „klassischen" Verhalten wie erhöhtem Puls und Blutdruck, Schwitzen und erhöhter Atemfrequenz einhergehen. Das heißt: Es können Schmerzen vorhanden sein, aber das Verhalten zeigt diese nicht an. So kommt es zu Fehleinschätzung und Unterversorgung (Lukas, 2017, S. 51).

BeSD kann sowohl im Pflegeheim als auch im Akutkrankenhaus verwendet werden. Es ist nicht zwingend erforderlich, das übliche Verhalten des Menschen mit Demenz zu kennen. BeSD ist bei der Anwendung durch DGKP getestet worden: Schlechtere Ergebnisse lagen vor, wenn fachfremde Personen die Skala verwendeten. Die Beobachtungen von PA und PFA fließen in die Bewertung mit ein.

Die BeSD kann auf der Homepage der Deutschen Schmerzgesellschaft als PDF heruntergeladen werden, weitere Informationen zur Anwendung sind ebenfalls beschrieben. Online ist die BeSD zu finden unter: https://www.schmerzgesellschaft.de/fileadmin/pdf/BESD_Kurzanleitung_130626.pdf.

6.2 PAIC-15-Scala (Pain Assessment in Impaired Cognition)

Eine Expertengruppe von 60 Wissenschafter*innen aus 16 europäischen Ländern hat die PAIC 15 entwickelt. Sie besteht aus **drei Verhaltensweisen** mit je **fünf Beobachtungsmerkmalen**. Bei den Verhaltensweisen werden der Gesichtsausdruck, die Körperbewegungen und die Vokalisation beobachtet.

Beim Gesichtsausdruck können fünf verschiedene Beobachtungen gewählt werden, u.a. das Zusammenziehen der Augenbrauen oder das Hochziehen der Oberlippe. Insgesamt können 15 Punkte vergeben werden. Die PAIC 15 ist im Internet frei verfügbar. Zusätzlich wird mittels Lernvideos die Anwendung der Skala trainiert (Laekeman, 2020, S. 52 f.).

6.3 BISAD – Beobachtungsinstrument für das Schmerzassessment bei alten Menschen mit schwerer Demenz

BISAD ist ausschließlich für Menschen mit **schwerer Demenz**, die **im Pflegeheim** wohnen, getestet worden. Die Anwendung im Akutbereich ist nicht sinnvoll, da das übliche Verhalten von Menschen mit Demenz bekannt sein muss. BISAD hat zwei Abschnitte – es werden die Verhaltensweisen sowohl in Ruhe als auch bei Bewegung erfasst. Die Beziehung zu anderen kann verändert sein; dies fließt bei der BISAD mit ein. Insgesamt können 32 Punkte vergeben werden. Ab welchem Wert eine multimodale

Schmerztherapie erfolgen soll, wird nicht klar vorgegeben (Lukas, 2017, S. 51).

Bei der Anwendung von BISAD erfolgt zusätzlich eine pflegerische Diagnostik durch die DGKP. Die alleinige Anwendung der BISAD durch PA oder PFA ist nicht vorgesehen. PA und PFA können und sollen jedoch mitwirken und ihre Beobachtungen weitergeben. Es gibt für BISAD kein festes Auswertungsschema, die Planung muss immer individuell der jeweiligen Patientensituation angepasst werden. Schmerzverursachende Erkrankungen müssen berücksichtigt werden. Auch bei einer Punkteanzahl von 0 können Schmerzen bestehen.

6.4 Doloplus-Skala

Die Doloplus-Skala ist einer der ältesten Fremdeinschätzungsbögen – sie wurde 1992 beschrieben. Wie bei den anderen Skalen werden auch hier **Verhaltensänderungen** beobachtet und bepunktet. Es werden insgesamt 10 Bereiche definiert, u.a. Mobilität, soziale Aktivität und Kommunikation. Auch hier ist eine Einschätzung nur möglich, wenn die Verhaltensweisen der betroffenen Person bekannt sind. Veränderungen können von fremden Personen nur schwer eingeschätzt werden (Lukas, 2017, S. 52).

Die Fremdeinschätzungsbögen können letztendlich in erster Linie den **Verdacht** auf akuten Schmerz zeigen oder ihn ausschließen. Bei Verdacht auf chronische Schmerzen fehlt die Selbstauskunft hinsichtlich der Schmerzqualität und der emotionalen Bewertung. Im Verdachtsfall ist eine Erhebung mittels dieser Skalen trotzdem sinnvoll, um das Bewusstsein auf den Schmerz zu lenken. Auch können Verlaufsbeobachtungen gut dargestellt werden (Lukas, 2017, S. 52).

Bei Verdacht auf Schmerzen sollte immer zunächst eine **multimodale Schmerztherapie** eingeleitet werden. Hier ist die Pflegetherapie von besonderer Bedeutung, da Menschen mit Demenz noch in Erinnerung haben, wie der Schmerz in ihrer Kindheit behandelt wurde. Selten haben Menschen mit Demenz in ihrer Kindheit Schmerzmittel eingenommen, jedoch haben sie – je nach Biografie – Aufmerksamkeit, Berührung und Zuwendung erfahren. Auch komplementäre Pflegemethoden wie Wickel und Kompressen waren früher häufiger als Schmerzlinderung im Einsatz.

Eine rechtzeitig eingeleitete Schmerztherapie kann den Verbrauch an Psychopharmaka senken und Verhaltensänderungen positiv beeinflussen (Jaksch, 2014, S. 81; Quasthoff, 2013, S. 77).

6.5 Das Konzept von See Pain

See Pain ist eine strukturierte Entscheidungshilfe zur Erfassung von Schmerzen bei Menschen mit Demenz. Sie soll die Entscheidung ermöglichen, ob eine Selbst- und Fremdeinschätzung notwendig ist. Bei See Pain werden schmerzverursachende Erkrankungen oder Prozeduren mitberücksichtigt. So kann schon präventiv mit einer multimodalen Schmerztherapie begonnen werden, noch bevor Schmerzverhaltensweisen beobachtet werden können. Die Angehörigen werden zur Schmerzerfassung ebenso hinzugezogen. See Pain gibt klare Anweisungen, wie Schmerz bei Menschen mit Demenz umfassend und ganzheitlich diagnostiziert und behandelt werden kann (Sirsch, 2020, S. 192 ff.).

Die folgende Checkliste soll eine Orientierung bezüglich der Implementierung und Vorgehensweise nach See Pain geben:

Abfrage des Schmerzes durch die DGKP/PA:		
Kann die/der Patient*in Schmerzen äußern?	Ja ☐	Nein ☐
Wenn JA, dann mit NRS/VRS fortfahren		
Erfassung der Schmerzstärke nach der NRS – Wert eintragen		
Wo ist der Schmerz?		
Erhebung der Schmerzqualität:		
Schmerzqualität nozizeptiv:	☐ brennend ☐ ziehend ☐ pochend ☐ krampfartig ☐ klopfend	
Schmerzqualität neuropathisch:	☐ stechend ☐ einschießend ☐ brennend ☐ elektrisierend	
Schmerzqualität emotional:	☐ mühsam ☐ schrecklich ☐ furchtbar ☐ grausam	

Bei Veränderung des Normalzustandes → Weiterleitung an die DGKP (wenn Abfrage durch PFA/PA).

Bei Veränderung von Verhaltensweisen – körperliche Untersuchung und Pflege-Assessment durch die DGKP

Planung der Pflegetherapie gemeinsam mit der/dem Bewohner*in durch die DGKP

Wenn Patient*in Schmerzen nicht äußern kann, Beobachtung des Gesundheitszustandes durch die DGKP (gemeinsam mit PFA/PA):		
Zeigt die/der Bewohner*in negative Lautäußerungen? (z. B. stöhnen, wimmern, aua, schreien)	Ja ☐	Nein ☐
Hat die/der Bewohner*in eine schmerzhafte Schonhaltung? (z. B. reiben einer bestimmten Stelle, halten einer Stelle, nimmt eine krümmende Haltung ein – Embryonalstellung)	Ja ☐	Nein ☐
Hat die/der Bewohner*in eine veränderte körperliche Verhaltensweise? (z. B. Mimik, Gestik, Atmung verändert)	Ja ☐	Nein ☐
Zeigt die/der Bewohner*in körperliche Unruhe? (z. B. hin und her laufen, nesteln)	Ja ☐	Nein ☐

Zeigt die/der Bewohner*in aggressives Verhalten gegenüber anderen? (schlagen, beißen, kratzen, zwicken)	Ja ☐	Nein ☐
Ist das Schlafverhalten in letzter Zeit verändert?	Ja ☐	Nein ☐

Es muss eine Fremdeinschätzung und die weitere Vorgehensweise nach dem Pflegeprozess durch die DGKP durchgeführt werden.

Pflege-Assessment durch die DGKP

Hatte die/der Patient*in in den letzten 5 Tagen Schmerzen?	Ja ☐	Nein ☐
Hat die/der Patient*in bereits eine dauerhafte Schmerztherapie?	Ja ☐	Nein ☐
Wenn Ja, Nebenwirkungsmanagement		
• Obstipationsprophylaxe durchgeführt	Ja ☐	Nein ☐
• Übelkeit/Erbrechen?	Ja ☐	Nein ☐
• Ist das Bewegungsverhalten verändert?	Ja ☐	Nein ☐
• Müdigkeit/Schwindel	Ja ☐	Nein ☐
• Juckreiz auf der Haut	Ja ☐	Nein ☐
• Mundschleimhaut/Vaginalschleimhaut intakt? Trocken?	Ja ☐	Nein ☐

Pflegetherapeutische Maßnahmen zum Nebenwirkungsmanagement:

Bei Obstipation/zur Prophylaxe:

Bei Übelkeit/Erbrechen oder zur Prophylaxe:

Bei Müdigkeit/Schwindel:

Bei Juckreiz auf der Haut oder Hautpflege zur Prophylaxe:

Bei trockener Mundschleimhaut/Vaginalschleimhaut oder zur Prophylaxe:

Hatte die/der Patient*in in den letzten 3 Wochen einen Sturz:	Ja ☐	Nein ☐
Hat die/der Patient*in eine schmerzverursachende Erkrankung: Wenn Ja, • ist es eine Erkrankung mit überwiegend nozizeptiven Schmerzen? (z. B. Osteoporose, Arthrose, Rheuma, chronische Entzündungen, Migräne)	Ja ☐	Nein ☐
• Ist es eine Erkrankung mit überwiegend neuropathischen Schmerzen? (z. B. Herpes zoster, Trigeminusneuralgie, Phantomschmerzen, Narbenschmerzen)	Ja ☐	Nein ☐
• Ist es eine Erkrankung mit einer Mischung aus nozizeptiven/neuro-pathischen Schmerzen? (z. B. Rückenschmerzen, chronische Wunden, Tumorschmerzen)	Ja ☐	Nein ☐
Hat die/der Patient*in schmerzverursachende Behandlungen? (z. B. Mobilisierung, Verbandswechsel, physikalische Therapie)	Ja ☐	Nein ☐
Hatte die/der Patient*in chirurgische Eingriffe in den letzten 3 Wochen?	Ja ☐	Nein ☐

Fremdeinschätzungsinstrument:		
Punkteanzahl der BESD (0–10)		
Punkteanzahl der PAIC 15 (0–15)		
Punkteanzahl der BISAD/ECPA (0–32)		
Punkteanzahl der Doloshort (0–15)		
Punkteanzahl der ZOPA		
Pflegediagnose und Pflegeziel:		
Gespräch mit Patient*in über weitere Vorgehensweise der DGKP geführt: Wenn nein, Begründung:	Ja ☐	Nein ☐

Planung/Durchführung der Pflegetherapie (siehe Pflegebericht)

Temperierte Ölkompresse	Ja ☐	Nein ☐
Einreibungen/Streichungen	Ja ☐	Nein ☐
Positionierungen	Ja ☐	Nein ☐
Gespräch	Ja ☐	Nein ☐
Einzelfallmedikation nach klinischer Einschätzung durch die DGKP und ärztlicher Verordnung verabreicht (siehe Fieberkurve)	Ja ☐	Nein ☐
Evaluation der Pflegetherapie und Einzelfallmedikation nach 60 Minuten:		
Pflegeziel erreicht?	Ja ☐	Nein ☐
Ärztliches Therapieziel erreicht?	Ja ☐	Nein ☐

Evaluation mittels Fremdeinschätzungsinstrument:

Punkteanzahl der BESD (0–10)

Punkteanzahl der PAIC 15 (0–15)

Punkteanzahl der BISAD/ECPA (0–32) (0–44)

Punkteanzahl der Doloshort (0–15)

Weitere Vorgehensweise – Pflegeassessment

Stabile Situation erreicht?	Ja ☐	Nein ☐

Wenn Ja: nächste Schmerzerfassung am:

Wenn nein: dann besteht eine instabile Situation. Beschreibung weiterer Maßnahmen und Schmerzerfassungen in regelmäßigem Abstand:

Abbildung 8: Checkliste zur Schmerzbeurteilung bei Menschen mit Demenz nach See Pain

Zusammenfassung

Für komplexe Pflegesituationen und schwer erkrankte Menschen ist hoch qualifiziertes Pflegepersonal mit Spezialausbildung erforderlich.

Personen mit kürzeren Ausbildungen („Pflegelehre") sind nicht geeignet für die Schmerzerfassung vulnerabler Gruppen wie Menschen mit Demenz. Auch PA und PFA können das komplexe Schmerzassessment mit klinischer Untersuchung, Pflegediagnostik und Planung der individuellen Pflegetherapie allein nicht durchführen. Wenn keine DGKP vor Ort ist, sind Schmerzerfassung und somit zielgerichtete Schmerztherapie aufgrund von fehlendem qualifiziertem Pflegepersonal nicht möglich.

7 Pflegetherapie im Schmerzmanagement

Die komplementäre Pflegetherapie ersetzt nicht die ärztliche Therapie.
Die ärztliche Therapie ersetzt nicht die komplementäre Pflegetherapie.
Beide Therapien benötigt der Mensch für seinen Heilungsprozess.
(Geyrhofer)

In den vorangegangenen Kapiteln wurde bereits klargestellt, dass sich die professionelle Pflege mit ihrer Pflegetherapie an der Heilbehandlung von Patient*innen beteiligt. Im GuKG finden sich die entsprechenden Ausführungen in § 12 und § 14 wieder (Weiss/Lust, 2021, S. 127, 133).

Als Pflegetherapie sind hier vor allem die **komplementären Pflegemaßnahmen** gemeint. Diese wirken sich sowohl körperlich als auch auf der psychosozialen Ebene positiv auf den Heilungsprozess aus. Sie sind vor allem symptomorientiert und nicht krankheitsorientiert.

Die komplementäre Pflegetherapie ist eine eigenständige Pflegetätigkeit, auf welche die Patient*innen ein Recht haben. Sie ist immer vom Beginn des pflegerischen Auftrages mitzuplanen. Dort, wo DGKP strukturell behindert werden, ihre komplementären Pflegemethoden anzuwenden, muss trotzdem in jedem Fall ein Beratungsgespräch über die Möglichkeiten der Anwendung mit den Betroffenen durchgeführt werden.

Grundsätzlich ist ein gemeinsames Vorgehen mit allen Berufsgruppen sehr zu befürworten. Die Patient*innen dürfen jedoch nicht vernachlässigt werden, wenn die interprofessionelle Zusammenarbeit nicht gegeben ist. Dabei wird die DGKP im Rahmen des Pflegeprozesses entscheiden, ob es sich in der Durchführung um therapeutische Pflegehandlungen im Rahmen der pflegerischen Kernkompetenzen oder um Mitwirkung bei medizinischer Diagnostik und Therapie handelt. Die **Pflegediagnose** macht den Unterschied. Handelt es sich um eine medizinische Diagnose und sind bei der körperlichen Untersuchung Veränderungen erkennbar, z. B. Schwellung im Bereich eines Gelenkes oder gerötete Haut, dann sind vor der Anwendung einer therapeutischen Maßnahme immer Rat und Verordnung der Ärzteschaft hinzuzuziehen. Werden therapeutische Pflegehandlungen im Rahmen der Prävention, Prophylaxe und Gesundheitsförderung durchgeführt, so werden diese eigenverantwortlich mit einer Pflegediagnose begründet und eigenständig umgesetzt. Die Durchführung kann in Einzelfällen an die PFA und PA delegiert werden.

Die Auswahl der pflegetherapeutischen Interventionen ist immer individuell an die jeweilige Patientensituation anzupassen und zu planen, die Betroffenen sind entsprechend aufzuklären und müssen ihre Einwilligung für die Durchführung geben. Handelt die Pflegeperson eigenverantwortlich, so übernimmt sie auch die Verantwortung für die Wahl der korrekten Indikation und wird bei Kontraindikationen von der Umsetzung Abstand nehmen. Das Nebenwirkungsmanagement der medikamentösen Schmerztherapie wurde in Kapitel 2 beschrieben.

Gesundheitsfördernde Maßnahmen tragen dazu bei, dass eine Erkrankung oder Schädigung gar nicht erst entsteht. So kann z. B. die Prävention von Diabetes mellitus Typ II Gefäßerkrankungen und in weiterer Folge Amputationen verhindern, dadurch werden der diabetischen Polyneuropathie und den Phantomschmerzen vorgebeugt. Regelmäßige Bewegung kann Herz-Kreislauf- und Gefäßerkrankungen vorbeugen.

Weiters beugt die DGKP mit Methoden und Konzepten wie Kinästhetik vor, sodass bei Mobilisierung nicht noch mehr Schmerzen entstehen, und sie sorgt gleichzeitig dafür, dass auch sie durch die belastende Pflegetätigkeit im Laufe des Arbeitslebens nicht chronische Schmerzen entwickelt.

Nach § 14 GuKG (Weiss/Lust, 2021, S. 133) arbeitet die DGKP ressourcenorientiert. Sie wird den Patient*innen nicht alles abnehmen, sondern dafür sorgen, dass die Ressourcen der Betroffenen optimal gefördert werden. Das erfordert ein genaues Pflegeassessment (siehe Kap. 3).

Der Ausbau von gesundheitsfördernder Beratung in Österreich durch die DGKP kann hier nur dringend angeraten werden, damit der Bedarf an pflegerischer Unterstützung im Alter sinkt. Damit werden auch die gesamtwirtschaftlichen Kosten durch Folgeerkrankungen und chronische Schmerzen sowie der erhöhte Bedarf an professionellem Pflegepersonal gesenkt.

In diesem Kapitel werden die Möglichkeiten der Pflegetherapie bei Schmerzen demonstrativ, d. h. nicht abschließend, behandelt. Der Schwerpunkt liegt hierbei auf Wickeln, Kompressen und Aromapflege. Andere Interventionen, die berufsgruppenübergreifend durchgeführt werden können, wie z. B. die Anwendung von transkutaner elektrischer Nervenstimulation (TENS) oder Musiktherapie, sind in Büchern wie z. B. bei Carr/ Mann ([3]2014), „Schmerzmanagement in der Pflege", nachzulesen.

7.1 Wickel und Kompressen

Wickel und Kompressen sind Maßnahmen, die durch **Kälte- oder Wärmeanwendung** sowie durch **Wickelzusätze** wirksam werden.

Wickel helfen prophylaktisch bei vielen Symptomen unterschiedlicher Erkrankungen. Die Haut nimmt die entsprechende Temperatur wahr und leitet die wohltuenden Empfindungen über die Nervenbahnen weiter, dadurch kann Schmerz gelindert werden. Wickel und Kompressen sind komplementäre Pflegetherapien, die den Menschen in seiner Schmerzsituation unterstützen. Durch das Umwickeln geben sie ein Gefühl von Geborgenheit und Wohlbefinden.

In der Pflegetherapie können bei Schmerzen vier Anwendungen von Wickeln und Kompressen unterschieden werden:

- heiße oder feuchtheiße Wickel

- kalte oder kühle Wickel
- körperwarme Wickel
- hautreizende Wickel

Heiße oder feuchtheiße Wickel

Als heiße oder feuchtheiße Wickel werden Anwendungen zwischen 39 und 41 °C definiert. Sie wirken krampflösend und durchblutungsfördernd, und sie reduzieren Verspannungen.

Je nach Größe der Kompresse kann die Wärme lokal oder auf den ganzen Körper wirken. Sie kann trocken in Form von Wärmeflasche oder Traubenkernkissen angewendet oder auch feucht in Form von einer heißen Rolle oder Kartoffelwickeln aufgelegt werden.

Bei heißen Anwendungen ist immer Vorsicht geboten, und die Kontraindikationen sind zu berücksichtigen. Bei unsachgemäßen Anwendungen sind Verbrennungen möglich. Wärme wirkt sich auf das Herz-Kreislauf-System aus. Vorsicht ist somit bei Herz- und Gefäßerkrankungen geboten! Auch wenn die Betroffenen Schmerzen angeben und Wärme sich günstig auswirken könnte, müssen Vorerkrankungen auf jeden Fall mitberücksichtigt werden. Akute Rücken- oder Nervenschmerzen dürfen nicht mit heißen Wickeln behandelt werden. Bei Menschen mit Demenz sind heiße Anwendungen kontraindiziert.

Indikationen können chronische Muskelverspannungen und Entzündungen mit Sekretabfluss wie Bronchitis oder Blasenentzündung sein.

Werden heiße Wickel durchgeführt, erfolgt die Anwendung über 20 Minuten, danach sollte eine Ruhephase von ebenfalls 20 Minuten eingeplant werden. Eine Rötung der Haut ist bei dieser Form der Anwendung erwünscht (Brumm/Ducommun-Capponi, 2019, S. 99 ff.).

Kalte oder kühle Wickel

Kälte entzieht dem Körper Wärme. Als kalte Wickel werden Anwendungen zwischen 16 und 22 °C definiert.

Kalte, trockene Anwendungen sind z. B. Cool Packs, feuchte, kühle Anwendungen können Wasseranwendungen nach Kneipp sein oder der in der Pflege weit verbreitete Topfen-/Quarkwickel. Eine lokale Anwendung bewirkt Gefäßverengung und Schmerzlinderung bei akuten Verletzungen und Gelenksentzündungen. Menschen mit kalten Extremitäten sollten keine Kälte anwenden. Kälte ist auch bei Menschen mit Demenz kontraindiziert, und neuropathische Schmerzen werden ebenfalls nicht mit Kälte behandelt.

Nach Operationen sollte die Kälteanwendung kurz andauern, um eine Unterkühlung des Gewebes zu vermeiden – dies kann die Wundheilung verzögern (Brumm/Ducommun-Capponi, 2019, S. 151 ff.).

Körperwarme Wickel

Darunter versteht man Anwendungen, die zwischen 36 und 38 °C warm sind. Sie sind breit anwendbar, leicht umzusetzen und auch für Menschen mit Demenz geeignet. Körperwarme Wickel wirken leicht durchblutungsanregend und schmerzstillend. Neuropathische Schmerzen und chronische Gelenksentzündungen sind die wichtigsten Indikationen für körperwarme Wickel. Als Kontraindikation ist in erster Linie die Ablehnung durch die Betroffenen zu nennen (Brumm/Ducommun-Capponi, 2019, S. 61 ff.).

Hautreizende Wickel

Das sind Anwendungen mit einer hautreizenden Substanz wie z. B. Kren, Ingwer oder Capsaicin (Inhaltsstoff der Chilipflanze). Sie werden bei

Schmerzen eingesetzt, bei denen eine intensive Hautreizung mit erhöhter Durchblutung erwünscht ist, z. B. bei Verspannungen der Rückenmuskulatur oder bei einer Blasenentzündung. Hautreizende Wickel dürfen nur bei Menschen ohne Sensibilitätsstörungen und ohne kognitive Beeinträchtigungen angewendet werden. Die professionelle Handhabung ist hier Voraussetzung, um Hautschäden zu vermeiden. Die Anwendung erfolgt nur kurz für einige Minuten, maximal 10 Minuten (Brumm/Ducommun-Capponi, 2019, S. 183 ff.).

7.2 Aromapflege

Aromapflege gehört zu den komplementären Pflegemethoden, die nach § 14 GuKG zu den pflegerischen Kernkompetenzen zählen. DGKP wenden Aromapflege professionell im Rahmen des Pflegeprozesses entweder eigenständig oder im Rahmen der Mitwirkung bei der medizinischen Diagnostik und Therapie nach ärztlichen Verordnungen an. Präventiv und prophylaktisch kann die Aromapflege eigenverantwortlich durchgeführt werden, Voraussetzung ist dabei immer die **äußerliche Anwendung auf intakter Haut**. Die Aromapflege orientiert sich dabei an den individuellen Bedürfnissen der Betroffenen. Dabei wird die Auswahl der möglichen Anwendungsformen und Produkte im Rahmen der Pflegeanamnese gemeinsam mit den Betroffenen vereinbart (Deutsch-Grasl/Buchmayr/Fink, 2018, S. 14).

Als komplementäre Pflegemethoden eignen sich bei nozizeptiven und neuropathischen Schmerzen die Anwendung von Streichungen und körperwarmen Ölkompressen. Ist eine lokale, topische Anwendung von ätherischen Ölen, Hydrolaten oder fetten Pflanzenölen aus pflegerischer (Patient*in lehnt lokale Anwendung ab) und/oder ärztlicher Sicht kontraindiziert oder nicht möglich, können **Raumbeduftungen** oder „Duftfleckerl" begleitend ganzheitlich unterstützend wirken. Angst kann minimiert, Stress abgebaut und die Schlafqualität verbessert werden. 100 % naturreine ätherische Öle können topisch oder als Raumbeduftung zum Einsatz kommen. Fette Pflanzenöle und Hydrolate können äußerlich und innerlich als Nahrungsergänzung zur Anwendung kommen.

Streichungen

Als topische Anwendung können Streichungen oder temperierte Ölkompressen angewendet werden. Streichungen werden rhythmisch durchgeführt, das ätherische Öl wird dabei mit einer speziellen Technik auf die betroffenen schmerzenden Stellen aufgetragen. Durch die Streichung kommt es körperlich zur Veränderung der Wahrnehmung auf der betroffenen Stelle und psychisch zu einer positiven Bewältigung der Begleitsymptome wie Angst und Stress (Deutsch-Grasl/Buchmayr/Fink, 2018, S. 28). Durch Streichungen werden A-Beta-Fasern aktiviert, die für die Wahrnehmung von Berührungen und Empfindungen verantwortlich sind und dadurch schmerzhafte Reize mildern können. Sie sind die größten der drei Faserarten und leiten am schnellsten. Wenn Schmerz verspürt wird, wird diese Stelle reflexartig berührt und gerieben – dadurch kommt es zur Aktivierung der A-Beta-Fasern und der Schmerz wird reduziert (Carr/Mann, 2014, S. 38 f.). Die Streichung kann im Rahmen der pflegerischen Kernkompetenzen bei entsprechender Pflegediagnose eigenständig unterstützend angewendet werden, z. B. als Veränderung der Wahrnehmung, wenn sie vor einem schmerzhaften Verbandwechsel durchgeführt wird, oder zur Linderung von Begleitsymptomen sowie positiver Beeinflussung bei Angst oder verändertem Schlafrhythmus.

Körperwarme Ölkompresse

Die körperwarme Ölkompresse ist aufgrund ihrer milden Wirkung wohltuend, entspannungsfördernd und dadurch auch schmerzlindernd. Durch die sanfte Wärme sind praktisch keine Kontraindikationen bekannt. Das 100% naturreine ätherische Öl wird dabei mit einem fetten Pflanzenöl (z.B. Johanniskrautöl) vermischt. Dabei ist darauf zu achten, dass eine 1%ige (bei großflächiger Anwendung) bis höchstens 2%ige Mischung (bei lokaler Anwendung) verwendet wird. Idealerweise greift man hier auf Fertigprodukte zurück oder bestellt die Mischungen aus der Apotheke. Auf einem Tuch werden für einen Erwachsenen je nach Körperteil 1–2 Esslöffel von der Fertigmischung verteilt und mit einer Wärmequelle angewärmt, anschließend wird das Tuch auf die betroffene Stelle gelegt und mit verschiedenen Materialien wie etwa einem Handtuch befestigt (Deutsch-Grasl/Buchmayr/Fink, 2018, S. 25).

Raumbeduftung

Bei Schmerzen kann die Raumbeduftung Begleitsymptome wie Angst und Stress reduzieren, dadurch werden das Wohlbefinden und die Entspannung gefördert und die Schlafqualität kann sich verbessern. Die Anzahl der ätherischen Tropfen hängt von der Raumgröße und vom jeweiligen Duft des ätherischen Öls ab. Grundsätzlich gilt, dass keine stark riechende Beduftung stattfinden soll. Die Raumbeduftung sollte nach ca. einer Stunde pausiert werden.

Bei der Anwendung in Institutionen ist zu berücksichtigen, ob noch andere Patient*innen im Zimmer sind und ob sie den Duft des ätherischen Öls auch riechen können. Alternativ kann hier ein „Duftfleckerl" mit einem Tropfen 100% naturreinen ätherischen Öls verwendet werden. Es wird je nach Bedarf unter dem Kopfpolster platziert oder als Riechtaschentuch in die Hand gegeben. Ätherische Öle werden generell nicht auf das Kopfpolster oder die Kleidung aufgetragen – es muss gewährleistet sein, dass die Person den Duft des ätherischen Öls wieder selbst entfernen kann (Deutsch-Grasl/Buchmayr/Fink, 2018, S. 19 f.).

7.2.1 Fette Pflanzenöle

Die Anwendung von fetten Pflanzenölen kann die Schmerzlinderung unterstützen. Bei neuropathischen Schmerzen wird begleitend häufig Johanniskrautöl oder Leinöl eingesetzt. Sesamöl werden ebenfalls schmerzlindernde Eigenschaften zugeschrieben.

Johanniskrautöl

Johanniskrautöl, lateinisch Hypericum perforatum, ist ein Mazerat aus den Blüten der Pflanze und gehört zu den Hartheugewächsen, lateinisch Hypericaceae. Das Mazerat wird dadurch gewonnen, dass die Blüten für einige Zeit in Öl (z.B. Olivenöl) eingelegt und die fettlöslichen Wirkstoffe aus der Pflanze herausgelöst werden (von Braunschweig, 2018, S. 162, 166). Johanniskrautöl wirkt sowohl bei Muskelverspannungen als auch bei neuropathischen Schmerzen entzündungshemmend und schmerzstillend. Durch die stark antivirale und hautpflegende Eigenschaft kann es bei Herpesviren zum Einsatz kommen (Deutsch-Grasl/Buchmayr/Fink, 2018, S. 265). Zu berücksichtigen ist dabei, dass Johanniskrautöl auch durchblutungsfördernde und dadurch wärmende Eigenschaften hat, weswegen vor der Anwendung immer zu überlegen ist, ob die wärmende Wirkung gewünscht ist. Psychisch wirkt Johanniskrautöl stimmungsaufhellend und emotional ausgleichend – Eigenschaften, die gerade bei Schmerzen hilfreich sind (von Braunschweig, 2018, S. 166 f.). Bezüglich der fotosensibilisierenden Wirkung finden sich in der Literatur widersprüchliche Aussagen. Während sich in der Literatur von Deutsch-Grasl et al. ein Hinweis auf erhöhte Lichtempfindlichkeit findet (Deutsch-Grasl/Buchmayr/Fink, 2018, S. 265), stellt von Braunschweig dies explizit nicht fest und verweist auf eine entsprechende Studie (von Braunschweig, 2018, S. 167). Bei widersprüchlichen Angaben ist aus Sicherheitsgründen Vorsicht bei Sonneneinstrahlung geboten. Weitere Studien wären hilfreich.

Leinöl

Leinöl, lateinisch Linum usitatissimum, gehört zur Pflanzenfamilie der Leingewächse, lateinisch Linaceae, und besteht aus dreifach ungesättigter Alpha-Linolensäure. Diese Alpha-Linolensäure hat entzündungshemmende und schmerzstillende Eigenschaften. Sie wirkt ähnlich wie Acetylsalicylsäure, jedoch ohne deren Nebenwirkungen. Leinöl wird bei Sauerstoffzufuhr leicht ranzig und soll deshalb kühl und dunkel gelagert und innerhalb von zwei bis vier Wochen verbraucht werden. Leinöl eignet sich nicht zum Kochen, da es nicht erhitzt werden soll (von Braunschweig, 2018, S. 111 f.).

Sesamöl

Sesamöl, lateinisch Sesamum indicum, gehört zur Pflanzenfamilie der Pedaliengewächse, lateinisch Pedaliaceae. Sie ist wahrscheinlich die älteste Ölpflanze und kommt u.a. aus Afrika, Indien und China. Vor allem in der ayurvedischen Medizin wird Sesamöl häufig angewendet, da es u.a. als Nerventonikum bekannt ist. Äußerlich angewendet wirkt Sesamöl entzündungshemmend und kann dadurch rheumatische Erkrankungen mildern. Durch die durchblutungsfördernde und wärmende Eigenschaft kann es bei Nervenentzündungen unterstützend eingesetzt werden. Psychisch wirkt es erdend und beruhigend und kann gerade bei neuropathischen Schmerzen begleitend als stressreduzierende und angstmildernde Maßnahme eingesetzt werden. Durch die durchblutungsfördernde Eigenschaft ist bei Hautentzündungen Vorsicht geboten (Deutsch-Grasl/Buchmayr/Fink, 2018, S. 271).

7.2.2 Hydrolate

Hydrolate sind Pflanzen- oder Blütenwässer und werden bei der Wasserdampfdestillation als Nebenprodukt bei der Herstellung von 100% naturreinen ätherischen Ölen gewonnen. Durch diese Art der Gewinnung sind die Lösungen stark verdünnt und wässrig mit geringen Spuren des ätherischen Öls. Sie sind labil und können leicht verunreinigt werden. Deshalb empfehlen sich kühle und lichtarme Lagerung und Verbrauch innerhalb eines halben Jahres. Hydrolate wirken sanft auf die Haut, sind kühlend und entzündungshemmend. Sie eignen sich sowohl zur innerlichen als auch äußerlichen Anwendung (Deutsch-Grasl/Buchmayr/Fink, 2018, S. 274 f.).

Melissenhydrolat, lateinisch Melissa officinalis, ist ein Lippenblütengewächs, lateinisch Lamiaceae, und gehört zu den kostbarsten Pflanzenwässern. Melissenhydrolat ist stark antiviral wirksam und wird deshalb häufig bei Herpesinfektionen angewendet. Es ist ausgezeichnet entzündungshemmend und wirkt bei entzündeter Haut und Schleimhaut gleichermaßen wie bei Nervenschmerzen, verursacht durch Herpes zoster. Mit Pfefferminzhydrolat gemischt, kann es im Rahmen der medizinischen Diagnostik und Therapie nach ärztlicher Verordnung auf die betroffenen Stellen aufgetragen werden. Psychisch kann es bei Anspannung und Überforderung durch viel geistige Tätigkeit ausgleichend und beruhigend wirken. Melissenhydrolat kann bei Schlafstörungen entspannend und schlaffördernd unterstützend eingesetzt werden (Zimmermann, 2018, S. 84). In einer von Schnitzler und Reichling beschriebenen Studie wurde die Wirksamkeit von Melisse bei Herpesviren nachgewiesen. Bei höheren Konzentrationen von Melissenöl konnte die Virusvermehrung nahezu vollständig gehemmt werden (Schnitzler/Reichling, 2011, S. 1179).

Pfefferminzhydrolat, lateinisch Mentha x piperita, gehört zu den Lippenblütengewächsen, lateinisch Lamiaceae, und hat kühlende und juckreizstillende Eigenschaften. Durch die kühlende Wirkung kann es bei Nervenschmerzen eine lokalanästhetische und dadurch schmerzstillende Empfindung hervorrufen. Mit Melissenhydrolat gemischt, kann es bei

Herpes zoster im Rahmen der medizinischen Diagnostik und Therapie nach ärztlicher Verordnung auf die betroffenen Stellen aufgetragen werden (Zimmermann, 2018, S. 91).

7.2.3 100 % naturreine ätherische Öle

100 % naturreine ätherische Öle sind aus Pflanzen, Blüten, Samen, Blättern, Wurzeln oder Fruchtschalen gewonnene organische Stoffwechselprodukte. Es sind oft farblose, manchmal orangefarbene (bei Fruchtschalen-Öl) oder grünliche Flüssigkeiten, die sich vollständig verflüchtigen, d. h., sie hinterlassen keinen öligen Rückstand. Das Wort „ätherisch" kommt vom griechischen *aither* und wird in vielen Kulturen, etwa in der griechischen oder der französischen, als das Essenzielle, als Lebenskraft und Seele der Pflanzen angesehen. Durch ihren Duft lösen sie beim Riechen eine Vielzahl von Emotionen, aber auch körperlichen Empfindungen aus. 100 % naturreine ätherische Öle sind Vielstoffgemische, sie enthalten viele verschiedene Substanzen und lösen sich gut in fetten Pflanzenölen (von Braunschweig/Werner, 2016, S. 37–41).

Bei Schmerzen werden 100 % naturreine ätherische Öle zum einen bei **körperlichen Symptomen** und zum anderen bei **psychischen Begleitsymptomen** eingesetzt. Körperlich lokal angewendet wirken sie lokalanästhetisch und kühlend, wie Pfefferminze, oder entzündungshemmend, wie Wintergrün oder Cajeput. Psychisch wirken sie entspannungs- und schlaffördernd, z. B. wie Lavendel, stimmungsaufhellend und angstlösend, beispielsweise wie Grapefruit, oder ausgleichend-belebend wie die Tonkabohne.

Viele weitere 100 % naturreine ätherische Öle können sich bei Schmerzen positiv auswirken, hier werden aus Platzgründen nur die genannten Öle vertiefend in ihrer Wirkungsweise beschrieben.

Cajeput

Dieses ätherische Öl wird aus dem Cajeputbaum gewonnen. Cajeput, lateinisch Melaleuca cajeputi, zählt zu den Myrtengewächsen, lateinisch Myrtaceae, und ist sehr beliebt in der Anwendung bei Erkältungen und bei Nervenschmerzen. Psychisch wirkt es nervenstärkend. Inhaltsstoffe von Cajeput sind zu 50–65 % Oxide (von Braunschweig/Werner, 2016, S. 110).

Diese Oxide sind eine uneinheitliche Gruppe von Terpenoxiden und wirken kaum hautreizend. Man unterscheidet Monoterpenoxide und Sesquiterpenoxide. Hauptvertreter der Monoterpenoxide ist das 1,8 Cineol, das für den eukalyptusartigen Duft verantwortlich ist. 1,8 Cineol wirkt vor allem schleimlösend und schleimtransportierend, weswegen Cajeput oft bei Erkältungen, die mit Husten einhergehen, angewendet wird. Monoterpenoxide wirken stark entzündungshemmend und durchblutungsfördernd sowie erwärmend, deshalb ist Cajeput auch bei Nervenschmerzen oft gut wirksam. Psychisch wirken Monoterpenoxide stark konzentrationsfördernd und erhöhen die Widerstandskraft. Sesquiterpene sind hingegen kaum in ätherischen Ölen vorhanden; deshalb ist über die Wirkweise wenig bekannt. Sie werden jedoch als entzündungshemmend und mild ausgleichend beschrieben (von Braunschweig/Werner, 2016, S. 54 f.).

Grapefruit

Grapefruit, lateinisch Citrus paradisi, gehört zu den Rautengewächsen, lateinisch Rutaceae, und hat ein frisches, fruchtiges Aroma. Der Duft der Grapefruit bewirkt, dass wir Endorphine ausschütten, und sorgt für Lebenslust bei schlechter Laune und depressiven Verstimmungen. Das 100 % naturreine ätherische Öl wird durch Kaltpressung aus der Schale gewonnen. Es wirkt körperlich durchblutungsfördernd und psychisch stimmungsaufhellend. Inhaltsstoffe sind zu 90–98% Monoterpene (von Braunschweig/Werner, 2016, S. 129).

Monoterpene sind stark lipophil und verflüchtigen sich schnell. Bei Licht und Sauerstoffzufuhr oxidieren sie rasch und werden unbrauchbar. Sie können eventuell Hautirritationen hervorrufen. Körperlich wirken sie entzündungshemmend und erwärmend. Bei rheumatischen Erkrankungen können sie schmerzlindernd wirken, und durch die hautreizende Wirkung haben sie auch bei Nervenschmerzen einen positiven schmerzreduzierenden Effekt. Psychisch wirken sie angstlindernd und stimmungsaufhellend, sie können somit die Begleitsymptome bei neuropathischen Schmerzen positiv beeinflussen (von Braunschweig/Werner, 2016, S. 48).

Lavendel fein

Lavendel fein, lateinisch Lavandula angustifolia, gehört zu den Lippenblütengewächsen, lateinisch Lamiaceae, und wird seit Jahrtausenden vielfältig eingesetzt. Lavendel hat ein breites Wirkungsspektrum und ist ausgesprochen gut hautverträglich. Es ist das wichtigste 100% naturreine ätherische Öl, das in der Gesundheits- und Krankenpflege eingesetzt wird. Es hat durch die paradoxe Wirkung eine große ausgleichende Kraft und kann sowohl anregen als auch entspannen: Bei Stress wirkt es beruhigend, bei Abgeschlagenheit kann es anregend wirken. Es ist wohltuend bei depressiven Verstimmungen und beruhigt gleichzeitig das Nervensystem. Lavendel ist entzündungshemmend und durchblutungsfördernd, was zu seinen wichtigsten Eigenschaften zählt, deretwegen er bei Nervenschmerzen eingesetzt wird. Auf der psychischen Ebene wirkt er ausgleichend, angstlösend und antidepressiv. Der Hauptbestandteil von Lavendel fein besteht zu 40–50% aus Ester (von Braunschweig/Werner, 2016, S. 149).

Ester entstehen durch Wasserabspaltung von Alkoholen und Säuren. Sie sind stabile und daher ausgesprochen hautfreundliche und gut verträgliche Verbindungen. Sie wirken ganzheitlich entspannend und entzündungshemmend sowie antimykotisch und sind wegen der guten Verträglichkeit universell einsetzbar (von Braunschweig/Werner, 2016, S. 55).

Pfeffer schwarz

Pfeffer schwarz, lateinisch Piper nigrum, zählt zu den Pfeffergewächsen, lateinisch Piperaceae. Er wird als Heil- und Würzmittel verwendet. Da das Piperin bei der Gewinnung nicht in das 100% naturreine ätherische Öl übertritt, ist Pfeffer schwarz sehr mild und gut hautverträglich. Er wirkt erwärmend und regt den Stoffwechsel der Haut an. Auf die Muskulatur wirkt er entkrampfend. Empfohlen wird das 100% naturreine ätherische Öl vor allem bei Rückenschmerzen. Psychisch wirkt das Öl belebend und stimmungsaufhellend. Hauptinhaltsstoffe sind zu 70–80% – wie bei Grapefruit – Monoterpene (von Braunschweig/Werner, 2016, S. 193).

Pfefferminze

Neben der bekannten verdauungsfördernden Heilkraft spielt Pfefferminze, lateinisch Mentha x piperita, auch bei neuropathischen Schmerzen eine große Rolle. Die Pfefferminze gehört zu den Lippenblütengewächsen, lateinisch Lamiaceae. Das ätherische Öl besteht aus 30–55% Monoterpenolen, hier vor allem Menthol, und zu 17–35% aus Monoterpenketonen, hier vor allem Menthon. Pfefferminze wirkt auf die glatte Muskulatur krampflösend (von Braunschweig/Werner, 2016, S. 195 f.). Durch die stark kühlende Wirkung hat Pfefferminze lokalanästhetische Eigenschaften, weswegen sie bei neuropathischen Schmerzen gut eingesetzt werden kann (Wabner/Beier, 2012, S. 410, 442). In einer von Schnitzler und Reichling beschriebenen Studie wurde die Wirksamkeit von Pfefferminze bei Herpesviren nachgewiesen. In höheren Konzentrationen von Pfefferminzöl konnte die Virusvermehrung nahezu vollständig gehemmt werden (Schnitzler/Reichling, 2011, S. 1179).

Monoterpenole modulieren stark das Immunsystem und können dieses rasch gegen Stress schützen. Sie regulieren die Stresshormonproduktion und reduzieren dadurch die übermäßige Erregbarkeit. Gleichzeitig wirken sie stimmungsaufhellend. Menschen mit neuropathischen Schmerzen erfahren in hohem Ausmaß Stress und können durch die Anwendung von Pfefferminze auch psychisch Linderung erfahren (von Braunschweig/Werner, 2016, S. 50 f.).

Monoterpenketone haben eine starke Wirkung auf das Nervensystem sowie auf Haut und Schleimhaut. Sie wirken antibakteriell und antiviral, wodurch sie auch bei Herpes zoster eingesetzt werden können, z. B. Pfefferminz-Hydrolat (Wabner/Beier, 2012, S. 412).

Tonkabohne

Die Tonkabohne, lateinisch Dipteryx odorata, gehört zu den Schmetterlingsblütengewächsen, lateinisch Fabaceae. Der Duft weckt Erinnerungen und lässt sich nur schwer beschreiben. Oft wird er mit dem Vanille-, Kardamom- oder Zimtduft in Verbindung gebracht. Das 100 % naturreine ätherische Öl wirkt sehr vertraut und gibt daher das Gefühl von Geborgenheit und Sicherheit. Es reguliert den Serotoninspiegel und wirkt deshalb schmerzstillend und schlaffördernd. In vielen Rehabilitationszentren wird die Tonkabohne erfolgreich bei Lumbalgien eingesetzt. Hauptbestandteile sind zu 60 % Cumarine (von Braunschweig/Werner, 2016, S. 227).

Cumarine sind nicht fotosensibilisierend und gut hautverträglich. Durch die positive Serotoninbeeinflussung sind sie besonders bei Patient*innen mit chronischen Rückenschmerzen sehr beliebt (von Braunschweig/Werner, 2016, S. 59).

Wintergrün

Wintergrün, lat. Gaultheria fragrantissima Wall., ist ein Heidekrautgewächs, lateinisch Ericaceae, das vor allem in Nordamerika heimisch ist. Indigene Völker verwendeten das Kraut bei allgemeinen Schmerzzuständen, die Blätter wurden dabei gekaut oder als Tee zubereitet. Das 100 % naturreine ätherische Öl Wintergrün wirkt durch den Wirkstoff Methylsalicylat stark entzündungshemmend. Dieser wird bei Einreibungen und Streichungen zu Salicylsäure umgewandelt. Salicylsäure hemmt die Prostaglandinsynthese, die für Entzündungen und Schmerz verantwortlich ist. Sie wird bei akuten Lumbalgien empfohlen. Eine von Uehleke et al. durchgeführte Studie zeigt, dass durch ein Bad u. a. mit Wintergrün bei Patient*innen mit Rückenschmerzen die subjektiven Beschwerden signifikant verbessert werden (Uehleke/Irnich/Stör/Bäumler/Fischer, 2018, S. 10).

Wintergrün hat als Hauptbestandteil zu 99 % aromatische Ester, hier vor allem das Methylsalicylat (von Braunschweig/Werner, 2016, S. 240 f.). Aromatische Ester sind eine Verbindung von Säuren und Alkoholen, die auf „-at" enden. Ätherische Öle mit diesen Wirkstoffen wirken sich psychisch positiv auf chronische Schmerzzustände aus, da sie vermehrt Endorphin und Serotonin ausschütten. Körperlich wirken sie durch das Methylsalicylat entzündungshemmend (von Braunschweig/Werner, 2016, S. 60). Bei neuropathischen Schmerzen werden salicylathältige Medikamente aufgrund der geringen Wirksamkeit, wie in Kapitel 2 beschrieben, nicht empfohlen – da Wintergrün jedoch auch auf die A-Delta-Schmerzfasern reizend wirkt, ist die äußerliche Anwendung bei neuropathischen Schmerzen empfehlenswert. Die Anwendung von Wintergrün ist Expert*innen in der Aromapflege vorbehalten. Bei hoher Konzentration und langer Anwendungsdauer kann es zu Intoxikationen kommen, die Symptome sind Kopfschmerzen, Tinnitus und Übelkeit bis hin zu Nierenversagen. Wintergrün ist für die kurze, lokale Behandlung von akuten neuropathischen Schmerzen gut geeignet. Wie bei den salicylathältigen Medikamenten soll Wintergrün nicht bei Menschen mit Asthma angewendet werden, auch bei Niereninsuffizienz ist Vorsicht geboten (Steflitsch, 2013, S. 351–353).

Immortelle

Die Immortelle, lateinisch Helichrysum italicum, gehört zu den Korbblütengewächsen (Asteraceae) und wird auch gelbe Strohblume genannt. Sie wird häufig mit dem Currykraut verwechselt. Currykraut hat jedoch nicht die gleiche Wirkung wie die Immortelle. Sie wächst auf trockenen, steinigen Böden, oft in Küstennähe, und wirkt ausgezeichnet bei Wunden und Blutergüssen. Bei allen Verletzungen ist die Immortelle das Mittel der Wahl. Sie kann – wie Lavendelöl – pur aufgetragen werden. Die Hämatome lösen sich schnell auf. Prophylaktisch kann sie in fettem Pflanzenöl als Mischung schon vor einer Operation aufgetragen werden. Bei akuten verletzungsbedingten Schmerzen wird sie als Erste-Hilfe-Öl verwendet. Sie ist vor allem lymphabflussfördernd und entzündungshemmend (von Braunschweig, 2018, S. 130).

Kiefernadel

Die Kiefer, lateinisch Pinus silvestris, gehört zu den Kiefergewächsen (Pinaceae). Sie hat cortisonähnliche Eigenschaften, ist jedoch kein Cortison und besitzt somit auch nicht dessen Nebenwirkungen. Sie bewährt sich deshalb bei Entzündungsschmerzen, wirkt jedoch auch gut bei allergischen Reaktionen. Seelisch gibt sie die Kraft, leere Batterien wieder aufzuladen.

Die Kiefer ist insbesondere in Skandinavien heimisch. Sie kann bei Gelenkentzündungen gut eingesetzt werden und ist deshalb in vielen Mischungen enthalten, die den Gelenken wohltun. Seelisch wirkt sie sich positiv auf Erschöpfungszustände aus (von Braunschweig, 2018, S. 142).

Zeder

Atlaszeder oder Zeder, lateinisch Cedrus atlantica, zählt zu den Kieferngewächsen, lateinisch Pinaceae. Dies ist ein wertvolles Öl vom „Baum der Kraft“, einem immergrünen, hohen Nadelbaum. Bei großen Veränderungen im Leben und wenn man Gewohntes loslassen möchte, kann dieses ätherische Öl Halt geben. Es hilft, in schwierigen Situationen mutig neue Wege zu gehen. Atlaszeder hat eine gute antiallergische Wirkung; in Kombination mit Zypresse kann es bei Heuschnupfen Linderung verschaffen. Bei Schmerzpatient*innen wird es als Seelentröster eingesetzt und kann bei ängstlichen Verstimmungen und Schlafstörungen gute Wirkung erzielen (von Braunschweig/Werner, 2016, S. 246).

Anwendungsmöglichkeiten: als Riechstift in Kombination mit anderen Ölen (Zypresse bei Heuschnupfen), als Fußbad in Kombination mit Lavendelöl als schlaffördernde Maßnahme, in einer Mischung zur Fußeinreibung vor dem Schlafengehen, als temperierte Ölkompresse auf dem Solarplexus in fettem Pflanzenöl sowie als „Duftfleckerl“.

Zusammenfassung

Die Anwendung komplementärer Pflegemethoden wird durch die Pflegediagnostik bestimmt. Voraussetzung sind großes Wissen um die Indikationen und Kontraindikationen sowie um die fachliche Anwendung im Rahmen der pflegerischen Kernkompetenzen oder der Mitwirkung bei medizinischer Diagnostik und Therapie. Unsachgemäße Pflegetherapien können Schaden anrichten, für die die DGKP haftet. Patient*innen haben ein Recht auf komplementäre Pflegetherapie im Schmerzmanagement.

8 Hypnotische Kommunikation – Anwendung als Pflegetherapie

Hypnose – das Wort ist allgemein bekannt, jedoch gibt es sehr unterschiedliche Vorstellungen davon, was Hypnose denn nun tatsächlich sei. Sehr schnell entstehen dabei Bilder von Menschen, die die Kontrolle über sich verlieren, Dinge tun, die sie sonst nie tun würden, und die in der Öffentlichkeit lächerlich gemacht werden. Auch in Filmen wird gezeigt, wie Hypnose für negative Zwecke eingesetzt werden kann. Einer der berühmtesten Filme ist sicherlich Woody Allens Meisterwerk „Im Banne des Jade-Skorpions“: Zwei Menschen, die einander nicht ausstehen können, verlieben sich in Hypnose plötzlich ineinander und verüben sogar zwei Juwelen-Diebstähle. Was im Film als Showhypnose dargestellt wird, ist in der Realität jedoch zum einen verboten, und zum anderen kann auch bei Anwendung von Hypnose nichts von der hypnotisierten Person verlangt werden, das diese nicht selbst will. Mit anderen Worten: Auch bei der Hypnose-Therapie ist man Herr oder Frau seiner oder ihrer selbst und entscheidet bewusst und aktiv, was man zulässt oder auch nicht.

Die Anwendung von Hypnosetechniken wird in erster Linie Ärzt*innen und Psycholog*innen bzw. Psychotherapeut*innen zugeschrieben. Die Anwendung im Pflegealltag ist in einzelnen Bereichen, wie z. B. in der Anästhesiepflege, schon etabliert, insgesamt aber noch wenig bekannt. Das mag u. a. daran liegen, dass sich die professionelle Pflege in erster Linie nicht als therapeutische Berufsgruppe sieht und dass die Anwendung als Kommunikationstechnik ebenso wenig bekannt ist wie immer noch häufig geglaubt wird, dass sie wenig relevant ist. Mit Patient*innen zu kommunizieren, ist eine der relevantesten Kernkompetenzen in der Pflege; die Wichtigkeit des Einsatzes einer konzeptgeleiteten und zielgerichteten Technik ist der Allgemeinheit jedoch häufig nicht bewusst. Immer wieder müssen Pflegepersonen sich die Aussage gefallen lassen, ob sie denn nichts zu tun hätten, wenn sie ein Gespräch mit Patient*innen und/oder deren Angehörigen führen. Die Meinung, dass nur etwas als Tätigkeit zählt, das manuell verrichtet wird, wie Grundpflege oder das Verabreichen von Medikamenten, ist in der professionellen Pflege weit verbreitet. Die **professionelle Kommunikation als Kern** im Rahmen der Pflegetherapie wird von DGKP nicht entsprechend anerkannt. Das belegen Aussagen wie „Im Rahmen der Grundpflege rede ich eh mit den Betroffenen". Dass es sich hierbei um kein zielgerichtet durchgeführtes Gespräch auf Augenhöhe handelt, ist vielen nicht bewusst. Ein Mensch, der halb nackt vor einem steht oder sitzt und Unterstützung bei der Grundpflege benötigt, kann nicht gleichzeitig partizipativ an einem Gespräch teilnehmen.

In diesem Kapitel werden die Möglichkeiten der Anwendung von Hypnotischer Kommunikation im Pflegealltag aufgezeigt und unterschiedliche Techniken beschrieben.

8.1 Definition Hypnose und Trance

Hypnose stammt vom griechischen Wort *hypnos* ab, was so viel wie „Schlaf" oder „Traum" bedeutet; Hypnos war der Gott des Schlafes. Der Einsatz von hypnotischen Techniken hat eine lange Vergangenheit: Bevor Narkosemittel wie Äther oder Lachgas entdeckt wurden, fanden Operationen und schmerzlindernde Maßnahmen mittels Hypnose statt (Häuser, 2003, S. 374). Der Begriff Hypnose wurde vom englischen Augenarzt James Braid 1843 geprägt, um den schlafähnlichen Zustand in der Hypnose zu beschreiben (Hermes/Trübger/Hakim/Sieg, 2004, S. 326).

Ist man in Gedanken versunken, während man verschiedenen Routinetätigkeiten nachgeht, so begibt man sich in Trance, einen sogenannten **Zustand der Entspannung**. Die Aufmerksamkeit wird dabei nach innen gelenkt, die äußeren Reize werden ausgeblendet. Dieser Zustand ist umgangssprachlich auch besser bekannt als „ins Narrenkastl schauen".

„Wenn man den Menschen läßt, geht er von sich aus in Trance, [...] wenn er seine Aufmerksamkeit fokussiert und den Alltag ausblendet", und „Trance kommt zur Gänze aus einem selbst", so Moughrabi, Facharzt für Anästhesie und Intensivmedizin (Moughrabi, 2014, S. 26).

Die **nach innen gerichtete Aufmerksamkeit** bewirkt eine bestimmte Art der Entspannung, in der auch neue Ideen oder Perspektiven entstehen können. Die täglichen Auszeiten vom Alltag in Form von Trance entstehen automatisch, ohne dass man sich dessen ständig bewusst ist (Erickson/Rossi/Rossi, 2013, S. 17).

In Trance sind die **Reaktionsfähigkeit** und die **Empfänglichkeit** erhöht. Menschen in Trance sind bei vollem Bewusstsein und zur aktiven Verarbeitung von Wahrnehmungen und Erlebnissen fähig. Diese erhöhte Empfänglichkeit von Reizen und Wahrnehmungen findet sich häufig bei therapeutischen und pflegerischen Handlungen. Sobald Menschen sich einer Behandlung oder Intervention unterziehen müssen, sind sie fokussiert auf die Maßnahmen, die bei ihnen gesetzt werden. Diese erhöhte Aufmerksamkeit macht man sich in der Hypnotischen Kommunikation zunutze, indem die Patient*innen dabei unterstützt werden, ihre Wahrnehmung nach innen zu lenken; sie konzentrieren sich nicht auf die gleich bevorstehende Tätigkeit, sondern z. B. auf ihre Atmung oder auf ihren Herzrhythmus und werden durch gezielte Ablenkung in einen entspannungsfördernden Zustand begleitet (Hermes/Trübger/Hakim/Sieg, 2004, S. 326).

Positive Suggestionen oder Hypnotische Kommunikation führt dazu, dass Patient*innen ihre Aufmerksamkeit nach innen richten. Die eigenen Ressourcen werden aktiviert – Ressourcen, die schon in den Patient*innen vorhanden sind. Völlig Fremdes kann den Patient*innen jedoch nicht aufgedrängt werden. Das bedeutet, die Patient*innen werden keine Dinge tun, die sie nicht auch außerhalb der Trance tun würden (Erickson/Rossi/Rossi, 2013, S. 36).

„Um die Suggestionen zu erleichtern, muss man lernen, effektiver zu kommunizieren", so Erickson (Erickson/Rossi/Rossi, 2013, S. 38). Positive Suggestionen helfen den Patient*innen, Zugang zu ihren eigenen Fähigkeiten zu erhalten. Dadurch können sie beim Heilungsprozess aktiv mitwirken (Erickson/Rossi/Rossi, 2013, S. 41).

Hypnotische Kommunikation wird unter anderem als Technik verstanden, die von jedem erlernt und somit auch im Alltag eingesetzt werden kann. Im Bereich der Verhaltenstherapie und in der Zahnheilkunde ist die hypnotische Technik mittlerweile eine häufig eingesetzte Kommunikations- und Therapieform (Hermes/Trübger/Hakim/Sieg, 2004, S. 326).

Trance ist ein physiologischer Reflex, ein normaler Körperzustand, der sich in unbestimmten Abständen mehrmals täglich ganz von selbst einstellt. Trance bedeutet: Die Aufmerksamkeit ist nach innen gerichtet. Der Mensch reagiert daher weniger auf äußere Reize und nimmt Dinge von außen weniger wahr. Er empfindet ein Gefühl angenehmer Entspannung und Freiheit – es ist eine veränderte Wahrnehmungs- und Bewusstseinsebene (Hermes/Trübger/Hakim/Sieg, 2004, S. 326). Menschen gehen mehrmals am Tag in Trance, z. B. beim Tagträumen, Fernsehen, Lesen, Lernen etc. Trance ist somit ein natürlicher Zustand.

Hypnose ist der Vorgang, der jemand anderen in Trance versetzen soll. Die verschiedenen Hypnosetechniken, die dabei zur Anwendung kommen, nennt man **Induktionstechniken**. Durch die verschiedenen Techniken können Verhaltensmuster des Unbewussten verändert werden, und tief verankerte Strukturen erhalten die Möglichkeit der Erneuerung. Die Technik der Hypnose ist kein Allheilmittel, aber ein gutes Hilfsmittel zur Symptombewältigung, ohne auf die Ursachen einzugehen – denn dies ist Sache der Psychotherapie.

8.2 Wirksamkeit von Hypnose

Die Technik der Hypnose wird schon sehr lange angewendet und gilt als wissenschaftlich belegt und anerkannt.

Der Einsatz von Hypnose ist bekannt

- bei Zahnärzt*innen
- im Anästhesiebereich (DGKP, Ärzt*innen)
- bei Hebammen
- bei Psychotherapeut*innen
- bei Pflegepersonen

Zahlreiche Studien konnten den positiven Effekt von Hypnose in unterschiedlichen Situationen zeigen. Eine über sechs Monate durchgeführte Studie von M. E. Wright bei Paramedics zeigte bei der Anwendung von Hypnose eine höhere Überlebensrate von Menschen nach einem Unfall. Weiters führten die positiven Suggestionen am Unfallort zu einem kürzeren Krankenhausaufenthalt und zu schnellerer Genesung. Die Menschen nach dem Unfall wurden vor Lärm und anderen Menschen abgeschirmt, es wurden ihnen auf ruhige Art bestimmte Sätze vorgesagt, auch wenn sie ohne Bewusstsein waren, und unnötige Unterhaltungen oder negative Äußerungen über die Prognose wurden vermieden (Hansen/Zimmermann/Dünzl, 2010, S. 314).

In Extremsituationen (Unfall, Notfall) können bei Patient*innen Zeichen für eine natürliche Trance festgestellt werden. Diese sogenannten **Trancezeichen** sind:

- Katalepsie, d.h. eine körperliche und geistige Starre, die im medizinischen Notfall oft mit „unter Schock stehen" oder als „affektiver Totstellreflex" beschrieben wird,
- selektive Amnesie, sodass die Betreffenden sich nicht an den Unfall erinnern,

- veränderte Wahrnehmung,
- ausgeprägte Anästhesie, die ein Unfallopfer selbst bei abgetrennter Extremität schmerzlos sein lassen kann, bis es darauf angesprochen wird (Hansen/Zimmermann/Dünzl, 2010, S. 314).

Weitere Trancezeichen, die beobachtet werden können, sind trockenes Schlucken, Bulbi-Gleiten und Lidflattern.

Negative Äußerungen in Notfallsituationen können sich negativ auf den Genesungsverlauf auswirken. So sind folgende Aussagen für Patient*-innen nach Unfällen zu vermeiden:

- „Das sieht schlimm aus"
- „Sowas kann man nicht überleben"
- „Das Bein sieht ja furchtbar aus, sowas habe ich noch nie gesehen, und ich bin schon seit 20 Jahren Rettungssanitäter*in" oder
- „Hoffentlich kommt die Rettung bald, sonst geht das nicht gut aus"

(Hansen/Zimmermann/Dünzl, 2010, S. 316)

Bei chronischen Schmerzen konnten positive Effekte im Sinne einer Schmerzreduktion nachgewiesen werden, ebenso besserte sich eine begleitende Depressivität. Zusätzlich verbesserte sich die selbsteingeschätzte Kontrolle über den Schmerz, und Copingstrategien konnten entwickelt werden (Jacobs, 2001, S. 200).

Hypnose ist nachweislich für onkologische und palliative Patient*innen wirksam, sowohl auf der körperlichen als auch auf der psychosozialen und spirituellen Ebene. Sie gehört zu den wissenschaftlich anerkannten und evidenzbasierten Techniken, die eine ganzheitliche Behandlung der Patient*innen ermöglicht. Es können nachweislich Schmerzen, Atemnot, Übelkeit und Erbrechen sowie Appetitlosigkeit und Schlafveränderungen positiv beeinflusst werden (Czerwenka, 2014, S. 82).

8.3 Kann Hypnotische Kommunikation erlernt werden?

Hypnotische Kommunikation ist einerseits eine **Form von Kommunikation** und andererseits eine **erlernbare Technik.** Es werden somit Elemente der Kommunikation erlernt. Ein wichtiger Bestandteil dabei ist das Erlernen von positiven Formulierungen. Die Kommunikation im pflegerischen Alltag ist geprägt von negativ besetzten Aussagen wie „Sie brauchen keine Angst zu haben" oder „Es tut nicht weh". Das sind negative Formulierungen, die genau das Gegenteil dessen bewirken, was eigentlich erreicht werden soll. Besser wären positive Formulierungen, die Wörter wie „sicher", „heilen", „beistehen" oder „Wohlbefinden" beinhalten, z. B. „Wir passen auf Sie auf, Sie können der Behandlung gelassen entgegensehen, während die Heilung einsetzt". Hierbei wird die Selbstbestimmung der Patient*innen respektiert und die eigene Kreativität angeregt (Hansen/Bejenke, 2010, S. 202).

Die menschliche Wahrnehmung erfolgt durch die fünf Sinne. In der Hypnotischen Kommunikation schärft man das Bewusstsein für die Sinneskanäle, also für die visuelle, auditive, kinästhetische (Spüren), olfaktorische und gustatorische Wahrnehmung, kurz VAKOG. Welcher Sinneskanal am stärksten ausgeprägt ist, kann im Rahmen eines Anamnesegespräches erhoben werden, indem man den/die Patient*in eine bestimmte Situation beschreiben lässt, z. B.: Was wird nach dem Aufwachen in der Früh wahrgenommen? Visuell nimmt man vielleicht den Sonnenschein wahr, auditiv hört man vielleicht den Wind pfeifen, kinästhetisch spürt man vielleicht die warme Bettdecke, olfaktorisch riecht man vielleicht den bereits gekochten Kaffee und gustatorisch schmeckt man vielleicht schon sein bevorstehendes Frühstück. (Kossak, 2013, S. 63)

Es werden verschiedene Techniken erlernt, die zum Einsatz kommen, um die Patient*innen in Trance zu führen. Wichtig dabei ist das intensive

Üben sowohl der kommunikativen als auch der hypnotischen Techniken, wobei das positive Formulieren von bestimmten Handlungen besonders herausfordernd ist, da im Pflegealltag viele Redewendungen negativ formuliert werden und das Umlernen viel Konzentration erfordert.

Eine beliebte Technik ist die Zählmethode: Die Patient*innen sollen z. B. in Dreierschritten von 100 rückwärts zählen – 100, 97, 94, 91 –, bis sie in Trance gehen. Eine andere Möglichkeit wäre die Drei-Worte-Induktion: Der/die Patient*in nennt drei Worte, die bei der Begleitung in Trance vorkommen sollen.

8.4 Wie kann Hypnotische Kommunikation in den Pflegealltag integriert werden?

„Hypnose ist einfach eine effektive Behandlungsmethode, die [es] dem Patienten ermöglicht, sich angstfrei und entspannt behandeln zu lassen", so Dr. Albrecht Schmierer, Gründer der Deutschen Gesellschaft für Zahnärztliche Hypnose (DGZH) (Schmitt, 2014, S. 54).

DGKP können die Technik der Hypnotischen Kommunikation bei drei Schwerpunkten anwenden:

1. als positive Formulierungen in der Kommunikation mit Schmerzpatient*innen,
2. als Entspannungsmethode bei verschiedenen Pflegephänomenen wie Angst und Schmerz,
3. zum Erlernen von Bewältigungsstrategien bei chronischen Schmerzzuständen.

8.4.1 Einsatz als Entspannungsmethode

Ziel der Hypnotischen Kommunikation im Pflegealltag ist es, Patient*innen Möglichkeiten zu geben, in Trance zu gehen und sich zu entspannen und dadurch das Wohlbefinden zu steigern. Entspannung und Wohlbefinden können verschiedene Reaktionen wie Schmerzlinderung oder Angstreduktion (z. B. vor einer Behandlung oder Wundversorgung) bewirken.

8.4.2 Einsatz zum Erlernen von Bewältigungsstrategien

Der Aufbau einer Beziehung erfolgt mittels **Rapport**.

Die wichtigste Voraussetzung bei jeder Behandlung ist eine empathische und vertrauensvolle Beziehung zu den Patient*innen. Nur bei gutem Rapport, also einer sicheren, stressfreien und vertrauensvollen Beziehung, können sich die Patient*innen wirklich entspannen und in Trance führen lassen.

Ein guter Rapportaufbau ist als grundlegende Voraussetzung für die spätere Hypnosebehandlung anzusehen und entscheidend für den Behandlungserfolg. Ein solches Vertrauensverhältnis entsteht durch einfühlsamen und sensiblen Umgang mit den Patient*innen und muss bereits beim ersten Kontakt aufgebaut werden (Hansen/Zimmermann/Dünzl, 2010, S. 317).

Die Hypnosetechnik kann durch **Pacing-Leading** eingeleitet werden. Das kann durch das Yes-Pacing erfolgen; dabei werden die Dinge so formuliert, dass das Gegenüber möglichst zu allem „Ja“ sagen kann. „To pace“ bedeutet „Schritt halten, im Gleichschritt gehen“, „to lead“ heißt „führen“. Beim Atempacing wird der Atemrhythmus des anderen gespiegelt.

Mehrere Techniken können zu Entspannung und Trance führen. Bei der **Doppelinduktion oder Konfusionstechnik** werden zeitgleich unterschiedliche Suggestionen von zwei DGKP (Doppelinduktion) formuliert. Da man nicht zwei Menschen gleichzeitig zuhören kann, bewirkt die Konfusionstechnik, dass man nicht mehr auf die Formulierungen achtet und in Trance geht. Beispielsweise erzählt eine DGKP der Betroffenen auf der einen Seite eine Geschichte und die zweite DGKP auf der anderen Seite spricht zur gleichen Zeit und gibt der Betroffenen Entspannungssuggestionen: „Atmen Sie tief ein und aus, lassen Sie alles ganz locker." Das synchrone Sprechen führt zur Verwirrung (Konfusion) und bewirkt, dass die Patient*innen nach und nach in eine tiefere Trance übergehen (Zehner, 2012, S. 49).

Bei der **Echomethode** wird – wie der Name schon suggeriert – die Aussage wiederholt. Person A sagt etwas, Person B wiederholt wortgleich oder ähnlich: A: „Sehr schön machen Sie das", B: „Sehr schön".

Bei der **Einstreumethode** werden wahllos Worte in eine Geschichte eingefügt. Person A erzählt eine Geschichte, Person B lässt zwischendurch erlaubte Worte scheinbar wahllos einfließen (z. B. Farben, Zahlen, Wochentage). (Kossak, 2013, S. 62)

Beispiel

Person A: „Lassen Sie bitte ganz locker, am besten schließen Sie die Augen, wenn sich die Füllkanüle auf Ihren Arm setzt und das vielleicht etwas kribbeln kann"

Person B: „Blau   und Sie lassen noch lockerer   Einundzwanzig   sehr schön machen Sie das   hellblau"

Das **Buchstabeninduktionsspiel** ist eine Sammlung von Worten, die mit dem gleichen Buchstaben beginnen: Person A und B erzählen eine Geschichte oder sammeln Worte, in denen ein Buchstabe, z. B. A, am Anfang steht:

Beispiel

Person A: „Bei A fällt mir ein, das würde zu Anfang passen"

Person B: „Das würde aber auch zum Wort Anker passen"

Person A: „Oder zu Andreas"

Person B: „Zu Affe würde es aber auch passen"

Bei der **Gegenteilmethode** widersprechen die behandelnden Personen einander. Diese Methode sollte jedoch nicht in Streit ausarten – es entsteht nur ein scheinbares Streitgespräch. Person A behauptet etwas, Person B spricht dagegen und behauptet etwas anderes.

Beispiel

Person A: „Letzten Montag hatten wir einen ganz tollen Tag"

Person B: „Nein, Frau Doktor! Das war, glaube ich, letzten Dienstag!"

Zu Beginn einer Tranceübung wird eine entspannungsfördernde Körperhaltung eingenommen. Diese kann z. B. durch folgende Formulierungen eingeleitet werden: „Sie können Ihre Augen jetzt oder später schließen, wie es für Sie angenehmer ist, und Sie spüren, wie Ihre Hände ganz locker auf Ihren Oberschenkeln liegen." Jemanden in Trance zu führen, bedeutet, ihn in eine entspannte Haltung zu begleiten, ihn zu unterstützen, seine Aufmerksamkeit nach innen und somit zu sich zu lenken. Was die/der Betreffende spürt, sieht, hört oder fühlt, entscheidet sie oder er selbst, die Pflegeperson begleitet die Trance mit neutralen Formulierungen wie „So ist es gut" oder „Genau" oder „Was geschieht, ist gut" (Stetter, 1998, S. 213).

Hypnotische Kommunikation mit neutralen Formulierungen wird von Erickson auch als indirekte Hypnose bezeichnet, während bei der direkten Form oder dem „hypnotischen Rapport" ganz gezielt bestimmte Bilder oder Vorstellungen vorgegeben werden (Stetter, 1998, S. 214).

Während der Trance werden **offene Formulierungen** verwendet – das sind freie Beschreibungen, sodass niemand mit den eigenen Vorstellungen konfrontiert wird. Also statt „Du siehst einen Baum …" eher „Du siehst, was es für dich zu sehen gibt".

Dabei werden die Dinge so beschrieben und werden Worte verwendet, die so breit sind, dass sie bei jedem Menschen in jeder Situation stimmen können. Dazwischen werden viele Pausen geschaffen, auch wenn es gekünstelt und seltsam wirkt. Durch die Sprechpausen entsteht das Gefühl, dass man mehr Zeit hat.

Das Unbewusste versucht in der Trance aus dem leeren Raum und den offenen Formulierungen etwas Eigenes zu generieren; das fördert den kreativen Moment.

Beispiele

- „Wenn es für dich in Ordnung ist"
- „Wenn es für dich passt"
- „Früher oder später"
- „Ganz auf die eigene Art"
- „Genau so, wie du es gerade wahrnimmst"
- „Eine leichte Schwere oder eine schwere Leichtigkeit verspüren" statt „Deine Arme werden schwer"

Wirkungen/Indikationen von Hypnose:

- Angstlinderung
- bei Schmerz
- zur Entspannung, zum Stressabbau
- bei Schlafstörungen
- zur Stärkung des Selbstbewusstseins
- bei schmerzhaftem Verbandwechsel
- im Anästhesiebereich
- in Akutsituationen wie Unfallsituationen, aber auch bei Herzinfarkt, Atemnot, Schock
- bei Angehörigen
- bei Tumorpatient*innen
- bei Menschen mit Demenz

Kontraindikationen für die Anwendung von Hypnotischer Kommunikation sind neben der Ablehnung durch die Patient*innen/Klient*innen auch psychische Erkrankungen, starke Hörminderung und starke kognitive Einschränkungen (Stetter, 1998, S. 214; Hermes/Trübger/Hakim/Sieg, 2004, S. 326).

Kontraindikationen:

- Schwere psychische Krankheitsbilder, z. B. Schizophrenien
- Einnahme von Psychopharmaka
- Ungeklärte Ursache der Beschwerden/Symptome

Trancesprache/Suggestionen

Suggestionen sind Aussagen, mit denen den Patient*innen etwas angeboten werden oder eine Möglichkeit zur Schmerzbewältigung vermittelt werden kann. Suggestionen täuschen nicht falsche Tatsachen vor, sondern lassen Raum für die eigene Kreativität, eine Lösung für das eigene Problem zu finden.

Suggestionen im Kontext Hypnotischer Kommunikation wirken bildhaft; Verneinungen werden vermieden. Worte, die für die Patient*innen sehr positiv besetzt sind, können häufig wiederholt werden, z. B. „innere Ruhe", „Sicherheit", „Wohlbefinden", „Beistand" und „Heilung".

Während direkte Aufforderungen und Suggestionen häufig Widerstand hervorrufen, werden **indirekte Suggestionen** von Patient*innen viel leichter angenommen. Statt „Holen Sie tief Luft" kann man sagen: „Während Sie tief einatmen, kann der Sauerstoff gut aufgenommen werden, und weil das so gut geht, entstehen innere Gelassenheit und äußere Zufriedenheit" (Hansen/Bejenke, 2010, S. 202).

Bei der Tranceführung sind **Verknüpfungen in der Hypnotischen Kommunikation** sinnvoll. Diese Verknüpfungen werden mit folgenden Worten durchgeführt:

- vielleicht

- möglicherweise
- auf eine gewisse Weise
- wenn es für dich passt
- wenn es dir angenehm ist

Beispiel

„Und weil du die Lehne des Sessels spürst, gehst du tiefer in die Entspannung."

Dabei können **Dissoziationen**, sogenannte Widersprüche, miteinfließen: „leichte Schwere", „schwere Leichtigkeit", „kühle Wärme", „mit innerem Auge hinhören", „mit innerem Ohr hinsehen", „der große Zwerg", „die gerade Kurve", „die dunkle Sonne", „das trockene Wasser", „die saftige Wüste", „das schnelle Dampfschiff", „das dunkle Weiß", „das helle Schwarz", „das kalte Feuer", „die warme Kühltruhe", „der leise Schrei", „der stille Wind", „die zeitlose Zeit". Dissoziationen sprengen das Denken.

Vorannahmen werden mit den Worten „bevor, während" ausgeführt. Beispiel: „Nehmen Sie doch Platz, bevor Sie sich entspannen", „Sie dürfen sich gerne noch bequem hinlegen, bevor die angenehme Verabreichung des Insulins beginnt".

Werden Tranceführungen zum Erlernen der Bewältigungsstrategie durchgeführt, ist eine **Rückführung in das Hier und Jetzt** nach einer gewissen Zeit erforderlich. Das kann folgendermaßen durchgeführt werden: „Und ich lade dich jetzt ein, wieder in den Raum zurückzukehren. Es ist alles so, wie es vorher war, bis auf die positiven Erinnerungen, die du behalten möchtest. Bei drei wird deine Atmung wieder tiefer, bei zwei öffnest du die Augen und bei eins bist du wieder im Hier und Jetzt."

In der Hypnotischen Kommunikation werden die Worte „versuchen und probieren" vermieden, wenn man etwas erreichen will. In diesen Worten steckt bereits der Misserfolg. Am besten, man tut es, man macht es. Man *führt* die Patient*innen in Trance und versucht es nicht. Man probiert die Übung nicht, man macht sie.

Man verwendet auch keine „Ja, aber"-Sätze. Zuerst stimmt man zu, um es danach wieder zu relativieren? Besser: „Ja, und".

Ist der Einsatz von Hypnotischer Kommunikation in der Praxis zeitaufwendig und teuer?

Der Einsatz hypnotischer Techniken, wie z.B. das Hören einer Audio-Aufnahme mit Suggestionen, Selbsthypnose oder Hypnotische Kommunikation durch die DGKP, kann Angst oder Schmerzen reduzieren, Nebenwirkungen minimieren, die Zufriedenheit und das Wohlbefinden der Patient*innen erhöhen und die Verweildauer in einer Gesundheitseinrichtung verkürzen. Das führt zu einer langfristigen Kostenreduktion um über 50%, wie eine Metaanalyse ergab (Häuser, 2003, S. 376). Der Zeitaufwand ist genauso hoch oder gering, wie die normale Alltagskommunikation dauert. Eine hypnotische Trance kann zwei bis drei Minuten oder auch 10, 15 oder 30 Minuten dauern, je nachdem, wie viele Zeitressourcen zur Verfügung stehen oder wie es die jeweilige Situation erfordert. Am Unfallort oder im Schockraum werden Trancezustände innerhalb weniger Minuten erreicht.

Zusammenfassung

Hypnose kann als Technik verstanden werden, die durch eine Vielzahl von therapeutischen Interventionen Trance hervorruft. Im wachen Zustand nehmen wir eine Menge an unterschiedlichen Reizen gleichzeitig wahr. Wird die Konzentration auf einen bestimmten Reiz gelenkt und werden andere Reize dabei ausgeblendet, begeben wir uns in Trance. Dies bewirkt, dass wir uns auf eine bestimmte Arbeit konzentrieren können und Störungen von außen uns nicht ablenken. Die Konzentration auf einen bestimmten Reiz und das Ausblenden anderer Reize wird als Trancezustand bezeichnet.

Hypnotische Kommunikation

- ist eine durch intensives Üben leicht erlernbare und kostengünstige Technik
- kann in nahezu jeder emotionalen Situation, die sich im Pflegealltag mit Patient*innen/Bewohner*innen/Klient*innen ergeben kann, angewendet werden
- aktiviert die eigenen Ressourcen und unterstützt die Selbstheilungskräfte
- wirkt sich besonders in Stresssituationen (z. B. am Unfallort, im Schockraum, bei der Geburt, präoperativ, bei Erhalt schwerwiegender Diagnosen etc.) beruhigend aus
- hat ein relativ breites Anwendungsspektrum in Pflege und Medizin, genauso wie im Alltag
- kann in Form von Selbsthypnose erlernt und angewandt werden
- wird als wirksam anerkannt – mittlerweile bestehen weit über 200 Studien, die die Wirkung von Hypnose belegen

(Stetter, 1998, S. 210, 214)

Diese Argumente sprechen für das Erlernen und den Einsatz der Hypnotischen Kommunikation im Pflegealltag, um für sich und die Patient*innen eine angenehme Kommunikationsbasis zu schaffen, um in schwierigen Situationen Sicherheit zu vermitteln und eine beruhigende Atmosphäre zu schaffen. DGKP haben die Möglichkeit, die Hypnotische Kommunikation in Fortbildungen zu erlernen.

Woody Allen kann als genialer Regisseur und Schauspieler gewürdigt werden. Die Szenen im Film „Im Banne des Jade-Skorpions" sind jedoch getrost als Fiktion anzusehen und als unterhaltsame Komödie wahrzunehmen. Der Film ist durchaus sehenswert – der Mythos, in Trance zu Dingen verleitet zu werden, die nicht gesellschaftsfähig sind, wurde hier allerdings entkräftet.

9 Motivierende Gesprächsführung im Beratungssetting

„Wenn es nicht die Zeit hat,
hat es nicht die Priorität"
(Schwester Liliane Juchli)

Werden Pflegepersonen gefragt, was ihre Kernkompetenzen sind bzw. ob ihnen bewusst ist, dass der Schwerpunkt ihrer professionellen Pflegetätigkeit Gesprächsführung und Beratung sind, wird häufig geantwortet, für Gespräche hätten sie keine Zeit (Miller/Rollnick, 2020, S. 9). Für viele ist die Übernahme der Grundpflege, also das Waschen der Körper, immer noch pflegerisches Kerngeschäft. Auch im 21. Jahrhundert und nach der GuKG-Novelle von 2016 mit der Forcierung der Akademisierung der Grundausbildung müssen Pflegepersonen immer noch hören, dass sie bei Gesprächsführung und Beratung doch nichts tun, und sie sollten sich lieber wichtigeren Dingen wie der Übernahme der ärztlichen Tätigkeiten widmen.

Wie das einleitende Zitat, das Schwester Liliane Juchli (1933–2020) zugeordnet wird, schon treffend aussagt: Wenn für eine Tätigkeit keine Zeit da ist, dann hat sie auch keine Priorität. Wenn Pflegepersonen sich anhören müssen, dass sie bei einem Patientengespräch doch keine pflegerische Arbeit verrichten, so muss man annehmen, dass auch nach der Akademisierung und Masterstudiengängen wie Advanced-Nursing-Practice oder dem Ausbau von Community Health Care Nurses die Bedeutung von Gesprächen und weiterführender Beratung in der eigenen Berufsgruppe bis heute noch nicht bewusst ist (Cassier-Woidasky, 2011, S. 163, 166). Das liegt zum einen daran, dass sich die professionelle Pflege nach wie vor nicht als therapeutisch tätige Berufsgruppe sieht, zum anderen werden Grundpflege und Übernahme ärztlicher Tätigkeiten in ihrer Wertigkeit immer noch höher eingeschätzt (Cassier-Woidasky, 2011, S. 167).

Dass das einführende Gespräch mit dem **Beziehungsaufbau** überhaupt erst weitere Maßnahmen ermöglicht, ist vielen nicht bewusst (Maio, 2016, S. 41). Literatur dazu gibt es massenhaft; an dieser Stelle soll stellvertretend auf den Autor Giovanni Maio (Maio, 2016) oder die Pflegeexpertin Berta Schrems (Schrems, 2021) verwiesen werden. Auch die Biografie von Schwester Liliane Juchli (Juchli, 2013) zeigt sehr gut, dass nicht die Grundpflege, sondern das Gespräch an erster Stelle steht. Wenn sie eine Situation beschreibt, in der sie in der Früh zum Waschen eines Patienten mit überstandenem Herzinfarkt das Zimmer betritt und am Gesichtsausdruck des Patienten merkt, dass Waschen nicht seine Priorität ist, dann wird klar, dass der Pflegealltag nicht von ritualisierten Handlungen geprägt ist, sondern vom individuellen Eingehen auf die Bedürfnisse der Betroffenen mit einem einfühlsamen Gespräch auf Augenhöhe.

Schwester Liliane Juchli über diese Begegnung:

„An einem Morgen stand für mich als Erstes eine Ganzwaschung bei einem Patienten mit Herzinfarkt auf dem Plan. Ich ging ins Zimmer und sagte: ‚Guten Morgen, haben Sie gut geschlafen?‘ Aber eigentlich wollte ich keine Antwort, ich wollte die Körperpflege ausführen, also den Patienten waschen. So beschäftigte ich mich sofort mit der Vorbereitung, füllte das Waschbecken mit Wasser, wodurch die Antwort ohnehin übertönt wurde. Ausgerüstet mit dem notwendigen Material wandte ich mich dem Patienten zu, um mit dem Waschen zu beginnen. Doch plötzlich war meine Aufmerksamkeit voll da und ich erkannte, dass dieser Mensch in genau jenem Moment keine Körperpflege brauchte, sondern ein waches Ohr und ein Mitfühlendes Da-Sein. Ich ließ alles stehen, setzte mich ans Bett und erlebte mit der folgenden Begegnung das, was sich ‚zwischen den Räumen‘ ereignen kann.“
(Juchli, 2013, S. 129)

Es macht betroffen, dass Sr. Liliane Juchli schon damals, Anfang 1980, die Erfahrung machen musste, dass es offenbar Mut braucht, um die rituelle Pflege zu durchbrechen und sich damit gegen die gültige Arbeitsroutine zu stellen, die das Waschen eines Menschen immer noch an die erste Stelle der pflegerischen Kernkompetenz stellt.

Sie beschreibt die Situation nach dem Gespräch in ihrem Buch folgendermaßen:

„Für mich stellten sich danach folgende Fragen wie: Was, wenn die Oberschwester ins Zimmer gekommen wäre und mich morgens um 7:00 Uhr müßig herumsitzend ‚erwischt' hätte? Darf ich nun im Pflegebericht dokumentieren, ‚Patient gewaschen', obwohl dies nicht stimmte? Wie kann ich überhaupt beschreiben, was an Heilendem bei diesem Menschen geschehen war? Da ich nicht einfach zur Tagesordnung übergehen wollte, fasste ich Mut, diese Fragen beim Mittagsrapport anzusprechen. Daraus entwickelt sich ein fruchtbares Pflegegespräch, so, wie wir es uns öfter gewünscht hätten."
(Juchli, 2013, S. 129)

Gleichzeitig geben ihre Zeilen Hoffnung, dass – wenn man erst den Mut fasst und solch eine Fallsituation im Team anspricht – durchaus Verständnis und Umdenken im pflegerischen Alltag entstehen können. Es zeigt weiters, dass Pflegende häufig Fragen an ihre Patient*innen stellen, deren Antwort jedoch überhören, weil sie schon mit dem Ausführen anderer Tätigkeiten beschäftigt sind. Ohne zu hören, was die Patient*innen sagen, kann kein Gespräch auf Augenhöhe stattfinden. Dass Liliane Juchli sich hingesetzt hat, zeigt, dass ihr Gespräch mit dem Patienten erst dadurch gleichwertig wurde.

Fallvignette

Herr K., 36 Jahre alt, gibt seit fünf Jahren rezidivierende Kreuzschmerzen im Lendenwirbelsäulenbereich auf der Höhe 3 bis 5 an. Zahlreiche Untersuchungen ergaben keinen Befund, wodurch die Diagnose „nicht-spezifische Kreuzschmerzen", also Kreuzschmerzen ohne gefundene Ursache, gestellt wurde. Immer wieder kommt es deshalb zu Krankenhausaufenthalten. Die Therapie ist jedes Mal ähnlich, u.a. erhält Herr K. 2 x täglich eine Paracetamol-Infusion. Bei einem neuerlichen Krankenhausaufenthalt informiert ihn die DGKP um 8:00 Uhr, dass sie jetzt eine Schmerzinfusion anhängt. Herr K. sagt zu ihr: „Sie brauchen die Infusion nicht anhängen, die hat schon die letzten Male nicht geholfen. Mir helfen diese Infusionen nicht!" Die DGKP antwortet, dass diese Infusion vom Arzt angeordnet sei und sie diese anhängen müsste. Herr K. fühlt sich nicht ernst genommen und hat das Gefühl, der Anordnung ausgeliefert zu sein. Er hat kein Mitspracherecht. Nach ca. 30 Minuten hängt die DGKP die Infusion ab und fragt Herrn K., ob der Schmerz schon besser geworden sei. Er gibt seine Schmerzen nach der Numerischen Rangskala wie vor der Infusion mit 8 an und sagt erneut, die Infusion bringe ihm nichts. Die DGKP sagt, er solle noch ein wenig warten, das Mittel werde schon in Kürze wirken, er müsse eben Geduld haben. Nach ca. zwei Stunden läutet Herr K. und verlangt nach weiteren Schmerzmitteln, denn die Infusion habe nicht geholfen. Die DGKP sagt, sie könne ihm jetzt nichts geben, denn die nächste Infusion könne sie erst in acht Stunden anhängen und derzeit sei kein Arzt und keine Ärztin auf der Station, sie könne jetzt auch nicht nach weiteren Schmerzmitteln fragen. Die Hilflosigkeit, die Herr K. erlebt, weil er sich mit seinem Schmerz allein gelassen fühlt, ist beträchtlich.

Obwohl Herr K. sagt, dass die Schmerzinfusion, die er schon beim letzten Krankenhausaufenthalt erhalten hat, nicht wirkt, wird sie trotzdem verabreicht. Hier stellt sich die Frage nach dem Warum, und man ist versucht, zu sagen, dass es sich fast um eine Zwangsbeglückung, um eine Zwangstherapie handelt. Herr K. hat kein Mitspracherecht und es wird nicht gehört, was er zur Therapie sagt. Auch fehlt hier die komplette Pflegetherapie, da vonseiten der DGKP keine pflegetherapeutischen Maßnahmen angeboten und durchgeführt werden. Dies entspricht nicht den vielen Leitlinien, die eine **multimodale Vorgehensweise**, also eine Kombination aus verschiedenen therapeutischen Maßnahmen, vorsehen und die partizipative Entscheidungsfindung mit den Patient*innen empfehlen. Die DGKP ist verunsichert und wagt es nicht, eine ärztlich angeordnete Maßnahme nicht durchzuführen. Auch denkt sie vielleicht, dass, wenn Herr K. die Therapie ablehne, seine Schmerzen ja gar nicht besser werden können. Da bei Herrn K. keine Ursache für seine immer wiederkehrenden Kreuzschmerzen gefunden werden konnte, werden die Schmerzen vom Gesundheitspersonal angezweifelt, sie werden fälschlicherweise als „psychosomatisch" abgetan. Dass Pflege therapeutisch tätig ist und die DGKP eigentlich auch therapeutische Pflegemaßnahmen integrieren sollte – denn das Medikament allein bewirkt selten eine Schmerzlinderung –, ist ihr nicht bewusst. Vor allem hat sie immer noch das Bild, dass allein Schmerzmedikamente Linderung verschaffen und pflegerische Maßnahmen ja gar nicht wirklich helfen können. Denn wenn der Schmerz mit pflegerischen Maßnahmen geringer wird, kann er ja nicht so groß sein. Sie wertet die eigenen pflegerischen Maßnahmen ab und überbewertet die ärztlich angeordnete Medikation.

Was wäre eine mögliche Vorgehensweise?

Hinsichtlich der Gesprächsführung könnte die DGKP innehalten und die Infusion vorerst nicht verabreichen, denn Herr K. sagt klar und deutlich, dass ihm die Infusion keine Schmerzlinderung bringe. Das Gespräch könnte folgendermaßen durchgeführt werden:

DGKP: Herr K., ich hänge Ihnen jetzt die ärztlich verordnete Schmerzmedikation an, es handelt sich dabei um den Wirkstoff Paracetamol, er wirkt schmerzstillend und fiebersenkend. Wichtig ist, dass die Infusion innerhalb von 15 Minuten verabreicht wird, damit sie optimal wirkt.

Herr K.: Diese Infusion habe ich auch schon beim letzten Mal erhalten und sie hat mir nichts gebracht, es wirkt nicht.

DGKP: Sie kennen die Wirkung der Infusion schon vom letzten Mal und haben die Erfahrung gemacht, dass sie nicht geholfen hat.

Herr K.: Ja, genau, diese Infusion bringt mir nichts, ich brauche sie nicht.

DGKP: Können Sie mir sagen, ob ein anderes Schmerzmedikament besser gewirkt hat? Haben Sie mit anderen Schmerzmitteln bessere Erfahrungen gemacht?

Herr K.: Wenn es ganz arg wehtut, hilft mir manchmal Ibuprofen *(Anm. d. Autorin: Hier ist der Wirkstoff gemeint)*, wenn ich das nehme, werden die Schmerzen erträglicher.

DGKP: Herr K., Sie haben mir vorhin gesagt, dass Ihre Schmerzen nach der NRS bei 8 sind. Wie verändern sich Ihre Schmerzen, wenn Sie ein Ibuprofen einnehmen?

Herr K.: Dann gehen die Schmerzen runter auf 5 nach der NRS.

DGKP: Was wäre für Sie eine Schmerzstärke, wo Sie sagen, das Medikament ist für Sie hilfreich, das lindert Ihre Schmerzen?

Herr K.: Wenn meine Schmerzen auf unter 5 sinken, dann kann ich gut damit umgehen.

DGKP: Sie sagen, ein Schmerz von unter 5 nach der NRS wäre für Sie erträglich. Ist es für Sie in Ordnung, wenn ich den Wert unter 5 als Ziel definiere?

Herr K.: Ja, das ist für mich in Ordnung.

DGKP: Haben Sie zusätzlich zum Ibuprofen noch andere Maßnahmen durchgeführt, haben Sie eine Salbe verwendet oder sich hingelegt oder sind Sie spazieren gegangen?

Herr K.: Manchmal verwende ich auch die Diclofenac-Salbe, aber ich habe das Gefühl, dass sie nicht so gut wirkt. Wenn ich mir den Rücken mit einer Decke umwickle oder mich ein wenig mehr bewege, dann werden die Schmerzen auch besser.

DGKP: Wir hier auf der Station bieten bei Rückenschmerzen gerne das stationseigene Schmerzöl als körperwarme Ölkompresse *(siehe Kap. 7)* an und haben bisher gute Rückmeldungen erhalten. Was halten Sie von der Anwendung eines Schmerzöls? Kennen Sie die körperwarme Ölkompresse?

Herr K.: Nein, das sagt mir nichts, ich kann es ja mal ausprobieren.

DGKP: Herr K., wäre es für Sie in Ordnung, wenn ich Ihnen das Schmerzöl und die Ölkompresse erkläre, die Wirkung und seine Inhaltsstoffe näher beschreibe und Sie entscheiden dann, ob das für Sie passend ist?

Herr K.: Ja, ich würde gerne wissen, was da drinnen ist.

DGKP: Zusätzlich zu dem Schmerzöl kümmere ich mich darum, dass Ihnen die Stationsärztin die Infusion umschreibt auf Ibuprofen, passt das für Sie?

Herr K.: Ja, das ist sicher besser als die Infusion.

DGKP: Dann nehme ich die Infusion jetzt mit und komme mit dem Ibuprofen zurück. Während das Ibuprofen zu wirken beginnt, erkläre ich Ihnen die körperwarme Ölkompresse und lege sie mit dem Schmerzöl an. Nach ca. einer Stunde geben Sie mir bitte Bescheid, wie sich Ihre Schmerzsituation für Sie verändert hat.

Die DGKP organisiert die ärztliche Verordnung für das Ibuprofen und bereitet die Materialien für die körperwarme Ölkompresse vor. Es gibt einen Stationsstandard für die Durchführung der Ölkompresse und ebenso ein Informationsblatt, das sie Herrn K. nach dem Informationsgespräch mitgeben kann. Herr K. gibt ca. eine Stunde nach der Anwendung der Ölkompresse und der Gabe von Ibuprofen Besserung an, und die Schmerzstärke nach der NRS ist jetzt bei 5. Für Herrn K. ist das momentan in Ordnung. Die DGKP informiert Herrn K., dass er Bescheid geben soll, wenn sich seine Situation wieder verändert. Sie wendet hier die Formulierung der Hypnotischen Kommunikation (siehe Kap. 8) an, indem sie Verneinungen und das Wort Schmerz vermeidet. Statt zu sagen „Haben sich Ihre Schmerzen verbessert?", sagt sie: „Wie hat sich die Situation im Vergleich zu vor einer Stunde verändert?" Darüber hinaus gibt sie nicht die Anordnung, Herr K. solle sich melden, wenn die Schmerzen wieder stärker werden, sondern sie sagt: „Herr K., bitte geben Sie mir Bescheid, sobald sich Ihre Situation wieder ändert, mir ist es wichtig, dass ich Ihnen zeitnah wieder eine für Sie passende Maßnahme anbieten kann." Bei dieser Art der Formulierung fühlt sich der Patient verstanden und es wird auf seine individuellen Bedürfnisse eingegangen. Wenn die DGKP von „Maßnahmen" spricht, meint sie nicht bloß eine weitere Verabreichung von Schmerzmitteln, sondern damit sind die pflegerischen Interventionen ebenso erfasst.

Im weiteren Verlauf kann ein weiteres Gespräch mit Herrn K. vereinbart werden.

Die S3-Leitlinie „Nationale Versorgungsleitlinie nicht-spezifischer Kreuzschmerzen" gibt eine nachdrückliche Empfehlung für die individuelle Beratung und Information während des gesamten Krankheitsverlaufs bei Menschen mit nicht-spezifischen Kreuzschmerzen aus (Bundesärztekammer/Arbeitsgemeinschaft der Deutschen Ärztekammern/Arbeitsgemeinschaft der Wissenschaftlichen, 2017, S. 30). Eine den jeweiligen patientenbezogenen Bedürfnissen angepasste kognitive Verhaltenstherapie erhält in dieser Leitlinie eine starke Empfehlung (Bundesärztekammer/Arbeitsgemeinschaft der Deutschen Ärztekammern/Arbeitsgemeinschaft der Wissenschaftlichen, 2017, S. 49). DGKP verfügen durch ihre Grundausbildung über die Kernkompetenz für psychosoziale Betreuung und können im Rahmen der multimodalen Schmerztherapie eine kognitive Verhaltenstherapie sowohl einleiten als auch gemeinsam mit anderen Gesundheitsberufen wie Psycholog*innen mitgestalten. Für die Einleitung der Verhaltensänderung braucht es die motivierende Gesprächsführung.

Gesprächsführung ist die wichtigste Kernkompetenz der Pflege!

Mittlerweile gibt es eine Vielzahl von Arbeitsorten, an denen die professionelle Pflege gar keine Grundpflege mehr durchführen kann, weil diese nicht erforderlich ist. In eigenen Ordinationen, in Primärversorgungszentren, Tagesstätten, Gesundheitseinrichtungen, Ambulanzbereichen, Beratungssettings und noch vielen anderen Einrichtungen steht das Gespräch im Vordergrund und nicht die Grundpflege. In Pflegeheimen möchten Bewohner*innen nicht zwölf Stunden lang gewaschen werden – hier hätten die psychosoziale Betreuung und die gezielte Gesprächsführung über die Bilanz des eigenen Lebens einen deutlich höheren Stellenwert für die Betroffenen. Dass diese Kernkompetenzen oft in den Hintergrund gedrängt werden, liegt nicht zuletzt auch am Personalschlüssel, der eine höhere Anzahl an DGKP schlichtweg nach wie vor nicht vorsieht (Cassier-Woidasky, 2011, S. 169–171).

Die Gesprächsführung ist eng geknüpft an eine **therapeutische Beziehung**. Pflegepersonen müssen sich zunächst als Pflegetherapeut*innen sehen, um eine gezielte Gesprächsführung durchführen zu können. Gezielt bedeutet, dass ein klares Ziel definiert wird. Das ist nicht immer einfach, denn oft wissen Betroffene mit Schmerzen nicht, was ihr Ziel sein soll. Bei akuten Schmerzen scheinen die Ziele zunächst klar, der Schmerz soll so schnell wie möglich vergehen, damit der/die Betroffene wieder seinen/ihren gewohnten Tätigkeiten nachgehen kann. Chronische Schmerzpatient*innen haben aber oftmals keine gewohnten Tätigkeiten mehr und müssen zunächst überlegen, was ein Ziel sein könnte. In dem Moment, wo im Gespräch ein **Ziel formuliert** und definiert wird, ist eine therapeutische Tätigkeit gegeben.

Therapeutische Pflegegespräche können nicht einfach mal so während der Grundpflege durchgeführt werden, weil es dabei zu einer Hierarchie kommt: auf der einen Seite die bekleidete Pflegeperson, die meistens steht, auf der anderen Seite der/die halb nackte Patient*in, der/die zumeist im Bett oder beim Waschbecken sitzt. Ein Gespräch auf Augenhöhe ist hier nicht gegeben.

Patient*innen zu sagen, wie und was sie zu tun haben, damit sich ihr Gesundheitszustand vermeintlich verbessert, ist weder ein gezieltes Gespräch noch eine Beratung.

Dieses Kapitel soll anhand der Theorie der gezielten Gesprächsführung aufzeigen, dass konzeptgeleitete Kommunikation immer **Techniken** vorgibt, an denen sich die Durchführung eines Gesprächs orientiert, und dass das Argument der fehlenden Zeit oft dazu verwendet wird, um in Wirklichkeit das fehlende Wissen um die Techniken auszudrücken.

9.1 Belehrung ist nicht Beratung

„Der vierte Fehler geschieht bei der Beratung. Fehlt es dem Arzt an Mitgefühl und Aufrichtigkeit, nimmt er sich keine Zeit für das Gespräch und bemüht er sich nicht, Geist und Gemüt des Patienten positiv zu beeinflussen, dann hat sich der Arzt um eine Möglichkeit gebracht, die Krankheit tatsächlich zu heilen. Ein Gutteil der Krankheit beginnt im Geist, und ein guter Arzt müsste eigentlich über die Fähigkeit verfügen, den Patienten so zu beeinflussen, dass dieser seine Wahrnehmung und seine Gefühle verändert, um den Heilungsvorgang aktiv zu unterstützen."
(Der gelbe Kaiser. Das Grundlagenwerk der Traditionellen Chinesischen Medizin, S. 389)

Pflegepersonen neigen dazu, chronischen Schmerzpatient*innen zu sagen, was sie alles tun können, um ihren Gesundheitszustand zu verbessern. Dabei wird die individuelle Situation oft nicht berücksichtigt.

Klassisch sind gut gemeinte Ratschläge, sogenannte **Belehrungen**, dass Menschen mit Schmerzen des Bewegungsapparates doch mehr zu Fuß gehen sollten, sie sollten z.B. eine Bus- oder U-Bahn-Station früher aussteigen und dann zu Fuß nach Hause gehen. Was sich im ersten Moment recht vernünftig anhört, kann sehr schnell zu ungläubigen Blicken der Betroffenen führen, wenn nicht berücksichtigt wird, wo der Mensch wohnt. In einer Großstadt mag dieser Ratschlag vielleicht umsetzbar sein, so diese über eine U-Bahn verfügt. Im ländlichen Raum gibt es keine U-Bahn, und würde diesem Ratschlag Folge geleistet werden und der Mensch steigt tatsächlich eine Busstation vorher aus, kann das schnell in eine 10 km lange Wanderung ausarten. Das ist mit dieser gut gemeinten Belehrung wohl nicht gemeint.

Menschen mit Diabetes mellitus sollen Süßes und Frittiertes doch bitte weglassen, Menschen mit Knieschmerzen mögen doch bitte das Gewicht reduzieren und Menschen mit Bluthochdruck sollten doch endlich einsehen, dass Rauchen für die Gefäße und natürlich für die Lunge schädlich ist. Pflegepersonen sind schnell im Aussprechen von Belehrungen und scheinen dann rasch genervt oder gar gekränkt zu sein, wenn die Patient*innen sich nicht an ihre Ratschläge halten. Sie fühlen sich in ihrer Expertenrolle als professionelle Pflegepersonen nicht ernst genommen und strafen die Patient*innen mit Ignoranz. Aussagen wie „Wenn sie/er nicht das macht, was ich ihr/ihm sage, dann kann ich ihr/ihm auch nicht helfen" sind bei Dienstübergaben immer wieder zu hören (Miller/Rollnick, 2020, S. 9).

Im ersten Schritt des Pflegeprozesses, dem Pflegeassessment, wird verabsäumt, die **Betroffenen zu fragen**, ob und welche Informationen sie zu ihrem Gesundheitszustand benötigen bzw. wie sie ihre eigene Situation bewerten. Es wird vorausgesetzt, dass Verhaltensänderung etwas natürlich Menschliches ist, denn jede/r will doch gesund werden/bleiben. Aussagen wie „Sie möchten doch auch wieder gesund werden" können Patient*innen von Pflegepersonen immer wieder hören (Miller/Rollnick, 2020, S. 9). Patient*innen werden ungefragt belehrt und überredet. Ratschläge zu geben, wird häufig als Beratung angesehen.

9.2 Grundlagen der motivierenden Gesprächsführung

Die motivierende Gesprächsführung, auch Motivational Interviewing (MI) genannt, wurde von William R. Miller und Stephen Rollnick aus der klientenzentrierten Gesprächsführung entwickelt. Ziel ist die **Aktivierung der Motivation zur Veränderung**. Es geht dabei nicht um die Einleitung der tatsächlichen Veränderung, sondern um die Motivation, um das Nachdenken darüber, etwas in seinem Leben zu verändern (Miller/Rollnick, 2020, S. 20).

Die Betroffenen werden mittels bestimmter **Formulierungstechniken** motiviert, darüber nachzudenken, ihr Verhalten zu ändern, und dadurch ihren Gesundheitszustand zu verbessern. Die Betroffenen werden dabei nicht belehrt, sondern bestimmen selbst, welchen Weg der Veränderung sie gehen möchten (Miller/Rollnick, 2020, S. 23).

Wie mit den Betroffenen über ihre Schmerzsituation gesprochen wird, kann die persönliche Motivation stark beeinflussen. Es geht mehr um das „Geleiten", nicht um das „Lenken", wie es oft bei gut gemeinten Ratschlägen der Fall ist. Die Autonomie der Betroffenen wird dabei in jedem Fall respektiert. Betroffene sind nicht unbedingt motiviert, das zu tun, was ihnen gesagt wird, sie haben jedoch eigene persönliche Ziele, Werte, Wünsche und Träume. Es liegt in der Natur des Menschen, Widerstand zu leisten, wenn er gezwungen wird, etwas zu tun, das für ihn nicht passt. Veränderungen können entstehen, wenn das Recht auf Beibehalten gewohnter Verhaltensweisen anerkannt wird. Einem Menschen zu sagen, dass es auch sein darf, alles so zu belassen, wie es ist, kann dazu führen, dass die Motivation zur Veränderung aktiviert wird.

Es geht also darum, diese eigenen Wertvorstellungen und Anliegen mit dem Veränderungsprozess und der Motivation zu verbinden: Die Betroffenen formulieren ihre eigenen guten Gründe, die sie zu einer Veränderung bewegen könnten (Miller/Rollnick, 2020, S. 23).

Bei chronischen Schmerzpatient*innen gehört die Verhaltensänderung zu den wichtigsten Maßnahmen in der multimodalen Schmerztherapie. Schmerzmedikamente einzunehmen, im Alltag jedoch alles so zu belassen, wie es ist, führt selten zur Schmerzlinderung. Den Alltag zu verändern, ist eine der schwierigsten Therapien. Es ist ein Prozess, der über eine längere Zeitdauer stattfindet. Idealerweise wird dieser Prozess von Fachpersonen der Gesundheitsberufe begleitet.

9.3 Elemente der motivierenden Gesprächsführung

Bevor sich ein Mensch zu einer Verhaltensänderung motiviert, befindet er sich im Zustand der **Ambivalenz**. Schmerzpatient*innen sind durchaus motiviert, an ihrer Situation etwas zu verändern, aber es gibt genug Gründe, die ein gewisses Bedenken auslösen und die Betroffenen veranlassen, der Veränderung skeptisch gegenüberzustehen. Eine Ambivalenz erkennt man im Gespräch an dem Wort „aber" (Miller/Rollnick, 2020, S. 56).

Einige Beispiele für Ambivalenz:

„Ich möchte mich ja mehr bewegen, aber ich kann nicht, weil es wehtut."

„Ich würde gerne ein wenig abnehmen, aber ich habe keine Zeit, um mir ein gesundes Essen zu kochen."

„Ich möchte ja gerne mehr physikalische Therapie machen, aber ich habe keine Zeit."

Auf ambivalente Aussagen mit Ratschlägen zu reagieren, kann zu Widerstand der Patient*innen führen. Einige Beispiele für Aussagen, die Widerstand provozieren:

„Wenn Sie sich mehr bewegen würden, dann würde es auch weniger wehtun."

„Wenn Sie gesünder essen, dann nehmen Sie ganz von alleine ab. Ich habe das auch geschafft."

„Sie müssen Zeit für sich selbst einplanen, dann haben Sie auch Zeit für die physikalische Therapie."

„Wenn Sie Ihren Körper trainieren und abnehmen, dann können Sie Ihre Schmerzsituation verbessern."

Widerstand verhindert Veränderung. Sobald Schmerzpatient*innen im Widerstand sind, führen sie Argumente gegen und nicht für eine Veränderung an. Wird Widerstand nicht erkannt und umformuliert, ist man schnell in einer therapeutischen Sackgasse. Starkes Abwehrverhalten kann zum Therapieabbruch führen. Das Ausmaß des Widerstandes ist durch den Beratungsstil geprägt: Je belehrender das Gespräch geführt wird, desto mehr Abwehr wird provoziert. Kabarettist und Musiker Günther „Gunkl" Paal sagte in einem Interview mit einem österreichischen Radiosender: „Der Mensch hasst Belehrungen und liebt Erklärungen." Dies sollte im motivierenden Gespräch berücksichtigt werden. Widerstand ist ein Problem der Pflegetherapeut*innen. Wird Widerstand erkannt, ist der Beratungsstil zu ändern (Miller/Rollnick, 2020, S. 57).

Wird Ambivalenz in der motivierenden Gesprächsführung erkannt, dann wird im ersten Schritt die Aussage der Betroffenen noch einmal umformuliert und wiederholt.

Beispiele, wie auf ambivalente Aussagen reagiert werden kann:

Patientin: „Ich möchte mich ja mehr bewegen, aber ich kann nicht, weil es wehtut."

DGKP: „Sie sagen, Sie würden gerne mehr Bewegung machen, aber die Schmerzen lassen das nicht zu."

Patientin: „Ja, genau."

Mit der Antwort „Ja, genau" bestätigt der/die Patient*in, dass man die Ambivalenz erkannt hat. Der nächste Schritt ist dann nicht, zu einer Belehrung überzugehen, sondern die Motivation der Veränderung zu aktivieren.

Fallvignette

Frau K., 65 Jahre alt, hat seit Jahren chronische Rückenschmerzen. Sie war Sekretärin und übte einen sitzenden Beruf aus. In ihrer Jugend hat sie viel Sport gemacht, sie war vor allem gerne wandern. Seit ihre Rückenschmerzen mit 50 begonnen haben, hat sie immer weniger Sport gemacht. Physikalische Therapien haben ihr immer wieder kurzfristige Besserung gebracht. Das Gespräch kann folgenderweise stattfinden:

Frau K.: „Ich möchte mich ja mehr bewegen, aber ich kann nicht, weil es wehtut. Früher habe ich auch gerne Sport gemacht, ich war viel wandern, das geht mir schon ab."

DGKP: „Sie sagen, Sie würden gerne mehr Bewegung machen, aber die Schmerzen lassen das nicht zu. Und das Wandern hat Ihnen früher sehr viel Spaß gemacht."

Frau K.: „Ja, genau. Wissen Sie, es war so schön, mit meinem Mann gemeinsam wegzufahren und in der Natur zu sein."

DGKP: „Was spricht denn eigentlich *für* mehr Bewegung?"

Frau K.: „Wenn ich mich mehr bewege, dann würden die Schmerzen besser werden."

DGKP: „Welche Art von Bewegung würden Sie gerne durchführen?"

Frau K.: „Ich gehe sehr gerne mit meinem Hund spazieren, das tut mir und dem Hund gut."

DGKP: „Immer, wenn Sie mit Ihrem Hund spazieren gehen, fühlen Sie sich besser."

Frau K.: „Ja, genau, derzeit kann ich nur einmal am Tag mit dem Hund spazieren gehen, weil ich danach wieder mehr Schmerzen habe."

DGKP: „Können Sie sagen, welche Maßnahmen Sie in Ihrer Schmerzsituation noch unterstützen können? Was denken Sie, welche Maßnahmen für Sie noch hilfreich wären?"

Frau K.: „Wenn ich die Übungen, die ich bei der physikalischen Therapie erlernt habe, regelmäßig mache, dann geht es auch besser."

DGKP: „Was brauchen Sie, um Ihre Übungen regelmäßig durchführen zu können? Wie können Sie sich die Umsetzung in Ihrem Alltag vorstellen?"

Die Umformulierungen bewirken, dass Frau K. sich verstanden fühlt, weil ihre Wünsche und Bedürfnisse berücksichtigt werden. In der motivierenden Gesprächsführung werden keine Ratschläge erteilt, sondern die Betroffen reden sich selbst in ihre Motivation hinein. Die DGKP unterstützt mit Fragen und aktiviert die Motivation. Die Betroffenen formulieren die Lösung selbst.

Change Talk

Mit den sechs Arten des Change Talk kann Widerstand umgelenkt werden:

1. **Wunschäußerung**: Patient*innen formulieren den Wunsch, etwas zu tun, z. B.: „Ich würde mich gerne mehr bewegen, damit meine Schmerzen besser werden."
2. **Fähigkeit**: Hier werden die Ressourcen der Betroffenen erhoben. Was können sie selbst tun, um die Schmerzsituation zu verändern? Die DGKP kann hier gezielt nach den Ressourcen fragen: „Welche Ressourcen haben Sie jetzt schon, um mehr Bewegung in Ihren Alltag zu integrieren? Was an Bewegung geht denn jetzt schon?"
3. **Gründe**: Die konkreten Argumente für eine Veränderung werden angesprochen. Die DGKP fragt gezielt danach: „Was spricht denn eigentlich für mehr Bewegung?"

4. **Bedürfnis/Notwendigkeit**: Betroffene äußern das Bedürfnis mit „Ich sollte jetzt wirklich anfangen, mich mehr zu bewegen".
5. **Selbstverpflichtung**: Betroffene sind bereit, mit einer Veränderung zu beginnen, und formulieren dies mit „Gleich nach meinem Urlaub werde ich beginnen, regelmäßig Bewegung zu machen". Bei diesem Schritt geht es weniger darum, tatsächlich zu beginnen, sondern es geht darum, dass die Veränderung geplant wird, unabhängig davon, ob sie dann umgesetzt wird oder nicht. In weiterführenden Gesprächen kann danach gefragt werden: „Konnten Sie Ihren Wunsch in die Tat umsetzen?" Wenn der Beginn der Veränderung nicht stattgefunden hat, wird nicht nach dem „Warum" gefragt, sondern es wird Hilfestellung angeboten. Zum Beispiel kann gefragt werden: „Was benötigen Sie, um den ersten Schritt umsetzen zu können?"
6. **Schritte einleiten**: Die Veränderung hat begonnen, die formulierten Änderungen sind tatsächlich umgesetzt worden. Die Betroffenen sagen dann: „Ich habe diese Woche mit mehr Bewegung begonnen, und es tut mir so gut."

(Miller/Rollnick, 2020, S. 59 ff.)

9.4 RULE

RULE beschreibt die Grundprinzipien der motivierenden Gesprächsführung. Die eigene Grundhaltung ist für die Umsetzung entscheidend. Ist man von seiner eigenen Kompetenz überzeugt, ist RULE nicht umsetzbar.

Das R in RULE bedeutet **resist (widerstehen)**: In einer Gesprächsführung kommt es immer wieder zu Situationen, wo die DGKP den Patient*innen in ihren Entscheidungen reflexartig widersprechen und versuchen, sie zu korrigieren. Diesem Reflex sollte man widerstehen und den Betroffenen ihre Sichtweise lassen.

DGKP wollen oftmals helfen und haben daher ein starkes Bedürfnis, Dinge richtigzustellen und das Wohl ihrer Patient*innen zu fördern („Wir wollen Ihnen ja nur helfen", „Wenn Sie das oder jenes machen, dann ..."). Der Drang, zu helfen, kann das Gegenteil auslösen, weil Menschen von Natur aus dazu neigen, sich den Überzeugungsversuchen anderer zu widersetzen.

Beispiel

DGKP: „Wenn Sie sich mehr bewegen, dann tut das Ihrem Knie gut. Sie würden abnehmen und Ihre Stimmung würde sich verbessern. Durch ausreichende Bewegung werden Menschen dünner, fitter und sie fühlen sich besser."

Patient*in: „Das weiß ich doch alles, und ich will ja ohnehin mehr Bewegung machen, aber mein Knie tut weh, und wenn ich mich bewege, habe ich Angst, dass ich meinem Knie noch mehr Schaden zufüge, auch wenn Studien etwas anderes sagen."

Wenn die Pflegepersonen Argumente für eine Veränderung selbst vorbringen und dies nicht den Betroffenen überlassen, übernehmen sie eine „falsche Rolle", nämlich die Rolle der „guten Seite" eines inneren Konfliktes („Ich will ja eh, aber …").

Mittels motivierender Gesprächsführung wird versucht, **den Betroffenen die Argumente zu entlocken**. „Was, meinen Sie, könnte für eine Bewegung/Veränderung sprechen?", „Welche Veränderung können Sie sich vorstellen?", „Wie könnte eine Veränderung aussehen?".

Es geht also darum, dem Reflex zu widerstehen, den Betroffenen zu sagen, was sie tun sollen („Bewegung tut Ihnen sicher gut", „Sie sollten sich mehr bewegen – wenn Sie nicht wollen, werden Ihre Schmerzen nicht besser") (Miller/Rollnick, 2020, S. 24 ff.).

Das U in RULE bedeutet **understand (verstehen)**: Es geht dabei darum, die Gründe von Schmerzpatient*innen zu verstehen. Gerade weil im pflegerischen Alltag für die Umsetzung einer Gesprächsführung so wenig Zeit bemessen wird, ist das Fragen nach dem **Ziel der Betroffenen** oft der kürzere Weg, als Schmerzpatient*innen gegen ihren Willen langwierig zu erklären, was sie tun sollten, um ihre Situation zu verändern. Die Argumente für eine Veränderung kommen immer von den Betroffenen selbst, nicht von den Pflegetherapeut*innen. Die eigenen Gründe der Betroffenen, sich zu verändern, und nicht die der betreuenden Personen, führen zu einer Verhaltensänderung (Miller/Rollnick, 2020, S. 26).

Das L in RULE bedeutet **listen (zuhören)**: Zuhören hilft, wichtige Informationen zu sammeln, die man sonst überhört. Oft reichen ein bis zwei Minuten „richtigen Zuhörens", um die Beziehung zu den Patient*innen zu verbessern.

Wenn man sich Zeit zum Zuhören nimmt, haben die Patient*innen das Gefühl, dass ihnen mehr Zeit geschenkt wird, als dies tatsächlich der Fall ist. Durch Zuhören wird Zeit gespart, denn man lernt, die Sorgen der Betroffenen schnell zu erfassen. Auch wenn man dabei das Gefühl hat, „nichts" zu tun, ist gutes Zuhören ein wichtiger Faktor der Heilung. Einfach zuzuhören, kann Veränderungen fördern.

Zuhören sollte nicht durch Fragenstellen unterbrochen werden. Darüber hinaus könnten beim Zuhören folgende Faktoren hinderlich wirken: empfehlen, analysieren, beschwichtigen, bestätigen, überzeugen.

Inneres Geschwätz kann das Zuhören verhindern: Während des Gesprächs schweifen die eigenen Gedanken ab und man überlegt, was noch alles zu erledigen ist, was man noch einkaufen müsste und vieles mehr. Wohlwollende Äußerungen hingegen können das Zuhören verstärken, z. B.: „Erklären Sie mir das noch ein wenig genauer".

Reflektierendes Zuhören bedeutet eine kurze Zusammenfassung dessen, was von dem, was die Patient*innen gesagt haben, gehört wurde. Es geht nicht ums „Nachplappern", sondern um die Zusammenfassung.

Beispiel

DGKP: „Sie haben gesagt, dass Ihre Schmerzen in letzter Zeit häufiger geworden sind."

Patient*in: „Ja, seit zwei Monaten circa. Ich dachte, ich bilde mir das ein, weil ich so viel arbeiten musste und nicht viel Bewegung machen konnte ... Verstehen Sie, was ich meine?"

DGKP: „Sie arbeiten viel und haben sich nicht so viel bewegen können."

Patient*in: „Naja, ich habe mich auch immer schwächer gefühlt und wurde kurzatmig, kann kaum die Stufen hochsteigen."

DGKP: „Das ist für Sie sicher ungewohnt."

Patient*in: „Ja, das stimmt."

(Miller/Rollnick, 2020, S. 27, 91 ff.)

Das E in RULE bedeutet **empower (befähigen)**: Bessere Behandlungserfolge ergeben sich, wenn Patient*innen sich dafür interessieren, wie sie selbst aktiv sein können, um ihre Gesundheit zu verbessern. Betroffene wissen selbst am besten, wie sie ihren Alltag verändern können, was möglich ist. Die DGKP könnte die Betroffenen fragen, welche weiteren Informationen sie benötigen, um die Veränderung umsetzen zu können. Zum Beispiel „Könnten Ihnen weitere Informationen helfen?" (Miller/Rollnick, 2020, S. 27).

9.5 Drei Kommunikationsstile in der motivierenden Gesprächsführung

Die drei Kommunikationsstile „Folgen", „Geleiten" und „Lenken" zeigen die Einstellung und das Verhalten der Gesprächspartner*innen zueinander. Sobald der Kommunikationsstil verändert wird, verändern sich auch das Gespräch und die Beziehung.

Folgen: Dieser Kommunikationsstil wird vom Zuhören geprägt: Man folgt den Aussagen der Betroffenen und vertraut darauf, dass diese wissen, wie sie eine Verhaltensänderung umsetzen können. Die DGKP lässt die Meinung der Betroffenen gelten und lenkt ihre Aufmerksamkeit auf das Zuhören. Das Folgen kann durch folgende Aussagen verstärkt werden: „Ich kann gut nachvollziehen, was Sie bisher erlebt haben", „Was Sie mir bisher erzählt haben, klingt sehr herausfordernd", „Trotz der vielen Belastungen haben Sie Ihre Situation sehr gut gemeistert", „Was wünschen Sie sich in Ihrer Situation?".

Lenken: Dieser Kommunikationsstil bewirkt, dass die DGKP die Situation steuert. Lenken kann in manchen Pflegesituationen sinnvoll sein, vor allem dann, wenn belastende Situationen es den Betroffenen nicht ermöglichen, ihre Bedürfnisse zu erkennen und zu äußern. In Unfall- oder anderen Akutsituationen ist es hilfreich, den Patient*innen zu sagen, was sie tun sollen. Wichtig hierbei ist die Erklärung, warum eine Maßnahme jetzt sinnvoll erscheint. Zum Beispiel kann bei plötzlicher Atemnot eine Sauerstoffgabe notwendig sein – da ist es wenig sinnvoll, die Patient*innen zu fragen, ob sie jetzt eine Sauerstoffzufuhr möchten oder nicht (Miller/Rollnick, 2020, S. 33).

Geleiten: Dieser Kommunikationsstil bewirkt, dass Betroffene ihren eigenen Weg der Verhaltensänderung finden. Betroffene werden durch die DGKP hierbei unterstützt und beraten (Miller/Rollnick, 2020, S. 33).

Fallvignette

Herr B., 55 Jahre, gibt seit Jahren Schmerzen in der Lendenwirbelsäule an. Er hat eine lange Anamnese mit vielen Arztbesuchen und vielen unterschiedlichen Therapien und gibt an, dass bis jetzt keine der Therapien langfristig wirklich geholfen hat. Er wurde zum wiederholten Male zur Infusionstherapie aufgenommen. Er ist verheiratet und hat zwei erwachsene Söhne.

Herr B.: „Ich habe seit 20 Jahren Rückenschmerzen. Ich habe schon alles probiert und nichts hat geholfen."

DGKP: „Was haben Sie denn schon probiert?"

Herr B: „Alles."

DGKP: „Ja, was alles?"

Herr B.: „Physikalische Therapie, Strom, Massagen, Moor-Packungen, naja, halt alles."

DGKP: „Haben Sie schon Akupunktur probiert?"

Herr B.: „Ja, habe ich auch schon gemacht, hat nichts geholfen."

DGKP: „Waren Sie schon bei der Osteopathie?"

Herr B.: „Ja, das hat viel Geld gekostet, aber die Schmerzen sind nicht besser geworden."

DGKP: „Welche Schmerzmittel nehmen Sie denn ein?"

Herr B.: „Derzeit keine, weil die haben auch nicht geholfen. Ich hatte aber viele Nebenwirkungen."

DGKP: „Die Nebenwirkungen kann man gut behandeln. Wollen Sie nicht doch Schmerzmittel nehmen, die werden Ihnen sicher helfen, wenn Sie sie regelmäßig einnehmen."

Herr B.: „Nein, Schmerzmittel bringen nichts."

So ein Gespräch führt in die Sackgasse. Die DGKP denkt: Wenn Herr B. keine Schmerzmittel nimmt, dann kann es ja nicht so wehtun, und eigentlich will er ja nur in Pension gehen, vielleicht sind seine Schmerzen gar nicht echt. Herr B. ist im Widerstand und wiederholt immer wieder, dass Schmerzmittel nichts bringen.

So eine Vorgehens- und Denkweise stellt weder eine wertschätzende Haltung dar, noch wird Herr B. auf Augenhöhe behandelt. Die DGKP sieht sich hier als Expert*in, möchte Herrn B. Ratschläge erteilen und ihm vorgeben, was er zu tun hat. Solche Gespräche führen zu Zeitverlust und Frustration auf beiden Seiten. Bei der Aussage „Ich habe alles schon probiert, nichts hat geholfen" nachzufragen, was denn schon alles probiert worden ist, würde nur zeigen, dass man nicht gut zugehört hat. Denn die Antwort darauf ist: „Alles". In der Praxis findet sich dann genau die Gesprächsführung, die vermieden werden sollte.

Das Fallbeispiel könnte im Sinne einer motivierenden Gesprächsführung folgendermaßen geführt werden:

Fallvignette

Herr B., 55 Jahre, gibt seit Jahren Schmerzen in der Lendenwirbelsäule an. Er hat eine lange Anamnese mit vielen Arztbesuchen und vielen unterschiedlichen Therapien und gibt an, dass bis jetzt keine der Therapien langfristig wirklich geholfen hat. Er wurde zum wiederholten Male zur Infusionstherapie aufgenommen. Er ist verheiratet und hat zwei erwachsene Söhne.

Mit Herrn B. wurde eine motivierende Gesprächsführung durchgeführt:

Herr B.: „Ich habe seit 20 Jahren Rückenschmerzen. Ich habe schon alles probiert und nichts hat geholfen."

DGKP: „Sie sagen, dass Ihre Schmerzen seit 20 Jahren bestehen und trotz vieler Untersuchungen und Therapien hat bis jetzt nichts geholfen."

Herr B.: „Ja, genau. Viele Therapien haben sehr viel Geld gekostet, aber gebracht hat es nichts. Auch die Ärzte wissen nicht mehr weiter."

DGKP: „Sie haben bisher viel Geld ausgegeben, aber die Schmerzen sind nicht besser geworden. Herr B., was sind Ihre Ziele? Was soll sich verbessern?"

Herr B.: „Das weiß ich auch nicht so genau, ich möchte halt keine Schmerzen mehr haben."

DGKP: „Was bedeuten die Schmerzen für Sie?"

Herr B.: „Die Schmerzen machen mir Angst, ich weiß nicht, wie es weitergehen soll, ich bin schon seit fünf Jahren arbeitslos und ich kann nicht in Pension gehen. Am liebsten wäre es mir, wenn ich pensioniert werden kann, ich finde ja keine Arbeit."

DGKP: „Wie würde sich Ihre Situation in der Pension verändern?"

Herr B.: „Wenn ich in Pension wäre, dann hätte ich endlich regelmäßig Geld. Ich müsste nicht mehr zu Bewerbungsgesprächen fahren, die immer sehr frustrierend sind. In meinem Alter will mich doch keiner mehr anstellen."

DGKP: „Wenn Sie keine Schmerzen mehr hätten, wie würde sich das auf Ihren Pensionswunsch auswirken?"

Herr B.: „Wenn ich keine Schmerzen mehr habe, dann habe ich noch weniger Chancen, in Pension geschickt zu werden."

DGKP: „Wenn Ihre Schmerzen weg wären, würden Sie keine Möglichkeit einer Frühpensionierung mehr sehen. Gleichzeitig finden Sie aufgrund Ihres Alters keine Arbeit."

Herr B.: „Ja, genau – verstehen Sie, was ich meine?"

DGKP: „Welchen Beruf haben Sie denn ausgeübt?"

Herr B.: „Ich war 30 Jahre bei der Post angestellt, habe viele Pakete ausgetragen. Das schaffe ich heute nicht mehr."

DGKP: „Welche Arbeit könnten Sie sich denn vorstellen, was würden Sie gerne arbeiten?“

Herr B.: „Ich könnte mir vorstellen, dass ich irgendetwas mache, wo ich herumfahren kann, als Postangestellter war ich immer viel unterwegs und habe mit vielen Menschen Kontakt gehabt. Früher haben die Menschen einen noch auf einen Kaffee eingeladen, aber das hat sich geändert, viele sind gar nicht mehr daheim, wenn die Post zugestellt wird, und Zeit für einen Kaffee hatte ich die letzten Jahre auch nicht mehr.“

DGKP: „Ihnen macht das Herumfahren Spaß und Sie hatten gerne Kontakt zu Menschen.“

Herr B.: „Ja, der Kundenkontakt war sehr schön, ich habe vieles von den Menschen erfahren, sie haben mir ihre Geschichten erzählt.“

DGKP: „Welche Möglichkeiten sehen Sie, so eine Arbeit zu finden? Fällt Ihnen ein Job ein, wo man herumfahren kann und gleichzeitig Kontakt mit Kunden hat?“

Herr B.: „Vielleicht brauchen Labors Botendienste oder andere Firmen benötigen Lieferdienste?“

DGKP: „Haben Sie diesen Wunsch schon mal bei der Arbeitsmarktservice-Beratung geäußert?“

Herr B.: „Nein, das ist mir noch nicht eingefallen. Erst jetzt mit Ihnen ist mir diese Idee gekommen.“

DGKP: „Können Sie sich vorstellen, in diese Richtung eine Arbeit zu finden?“

Herr B.: „Ja, das wäre für mich vorstellbar.“

DGKP: „Ist es für Sie in Ordnung, wenn wir das als Ziel formulieren und bei unserem nächsten Gespräch schauen, wie es Ihnen ergangen ist?“

Herr B.: „Ja, das ist für mich in Ordnung. Danke, dass Sie sich Zeit für mich genommen haben."

DGKP: „Gern geschehen, ich freue mich, dass wir ein Ziel formulieren konnten, und wünsche Ihnen viel Erfolg bei Ihrer Arbeitssuche."

Dieses Fallbeispiel zeigt sehr gut, wie ein motivierendes Gespräch im Sinne von Change Talk und Kommunikationsstilen umgelenkt werden kann. Dabei wird der Patient nicht überzeugt oder belehrt, sondern er erkennt selbst, welche Möglichkeiten er trotz seines Alters und seiner Schmerzen hat. Die DGKP verurteilt das Pensionsbegehren nicht, sondern kann die Beweggründe für seinen Wunsch nachvollziehen und geleitet ihn zu einer weiteren möglichen Lösung abseits seiner Schmerzsymptomatik. Sie hört gut zu, indem sie die Aussagen des Patienten umformuliert.

Zusammenfassung

In der motivierenden Gesprächsführung geht es um die Aktivierung der Motivation, etwas im eigenen Leben zu verändern. Die DGKP drückt dabei ihre Empathie aus, erkennt die Ambivalenz, lenkt den Widerstand mittels Change Talk um und fördert die Selbstwirksamkeit der Schmerzpatient*innen, ganz im Sinne der Ressourcenförderung.

Die motivierende Gesprächsführung zeichnet sich durch Zusammenarbeit und Partnerschaft auf Augenhöhe aus. Nicht die DGKP weiß, was die Betroffenen zu tun haben, sondern sie unterstützt dabei, eigene Ziele zu formulieren und den eigenen Weg zu finden. Die Autonomie der Patient*innen wird dabei in jedem Fall respektiert. Die eigene Haltung ist entscheidend. Wenn die Betroffenen schon vor dem Gespräch verurteilt und bewertet werden („bei dem Übergewicht hätte ich auch Knieschmerzen"), kann keine motivierende Gesprächsführung durchgeführt werden.

Techniken allein machen die Qualität eines Gesprächs jedoch nicht aus – entscheidend ist auch, ob die DGKP von Schmerzpatient*innen als authentisch erlebt wird. Authentizität im Sinne von „Stimmigkeit" und Bewahren von Individualität – auch als Fachperson – resultiert wesentlich aus der Übereinstimmung von Inhalt und Form der Kommunikation.

Rollnick und Miller bringen auf den Punkt, woran man gute motivierende Gesprächsführung erkennt:

> *„Man weiß, dass man richtig liegt, wenn man von den Betroffenen eine positive Reaktion bekommt, und dass man schrecklich daneben liegt, wenn man eine negative Reaktion erhält – aber alles, was dazwischen liegt, ist kompliziert; man übersieht so leicht die Feinheiten."*
> *(Miller/Rollnick, 2020, S. 205)*

10 Abbildungs- und Tabellenverzeichnis

11 Literaturverzeichnis

Aldrete, J./Kroulik, D. (1970): A Postanesthetic Recovery Score. Anesthesia & Analgesia 49 (6), S. 924–934.

Beubler, E. (2020): Kompendium der medikamentösen Schmerztherapie. Wirkungen, Nebenwirkungen und Kombinationsmöglichkeiten. Berlin: Springer.

von Braunschweig, R. (2018): Pflanzenöle. Wiggensbach: Stadelmann.

von Braunschweig, R./Werner, M. (2016): Praxis Aromatherapie. Grundlagen – Steckbriefe – Indikationen. Stuttgart: Thieme.

Broszinsky-Schwabe, E. (2011): Interkulturelle Kommunikation. Missverständnisse-Verständigung. Wiesbaden: VS Verlag der Sozialwissenschaften Springer Fachmedien GmbH.

Brumm, V./Ducommun-Capponi, M. (2019): Wickel und Kompressen. Aarau, München: AT.

Bundesärztekammer/Arbeitsgemeinschaft der Deutschen Ärztekammern/Arbeitsgemeinschaft der Wissenschaftlichen Medizinischen Fachgesellschaften (2017): Nationale Versorgungsleitlinie Nicht-spezifischer Kreuzschmerz. Langfassung. Berlin.

Carr, E./Mann, E. (2014): Schmerz und Schmerzmanagement. Praxishandbuch für Pflegeberufe. Bern: Hans Huber.

Cassier-Woidasky, A. (2011): Professionsentwicklung in der Pflege und neue Formen der Arbeitsteilung im Gesundheitswesen. Hindernisse und Möglichkeiten patientenorientierter Versorgungsgestaltung aus professionssoziologischer Sicht. In: U. Bauer/U. Bittlingmayer/A. Dieterich et al. (Hg.): Jahrbuch für Kritische Medizin und Gesundheitswissenschaften 47. Zur Kritik schwarz-gelber Gesundheitspolitik. Hamburg: Argument, S. 163–184.

Czerwenka, U. (2014): Hypnosetherapie in Onkologie und Palliativmedizin. Universum Innere Medizin 10, S. 79–83.

David, M. (2018): Kultureller Einfluss auf Krankheitssymptome und subjektive Krankheitstheorie. Gynäkologische Endokrinologie, S. 16: 10–15.

Dellaa, C. (2012): Mit weniger Sorgen in den OP. Im OP 6, S. 38–40.

Deutsch-Grasl, E./Buchmayr, B./Fink, M. (2018): Aromapflege Handbuch. Lechaschau: Aromapflege GmbH.

DGAI. (2021): S3-Leitlinie Behandlung akuter postoperativer und posttraumatischer Schmerzen. Nürnberg.

DNQP (2020): Expertenstandard Schmerzmanagement in der Pflege. Osnabrück: Hochschule Osnabrück, Fakultät für Wirtschafts- und Sozialwissenschaften.

DSG/DZNE (2017): S3-Leitlinie Schmerzassessment bei älteren Menschen in der vollstationären Altenhilfe.

Duden. (2006): Die deutsche Rechtschreibung. Mannheim: Bibliographisches Institut & F.A. Brockhaus AG.

Eberhart, L./Gerlach, H./Knaber, R. (2011): Implementierung neuer Standards in der Anästhesie. Anaesthesist 60, S. 39–48.

Egger, J. (2017): Theorie und Praxis der biopsychosozialen Medizin. Körper – Seele – Einheit und sprechende Medizin. Wien: Facultas.

Engel, G. (2011): Schmerz umfassend verstehen. Der biopsychosoziale Ansatz zeigt den Weg. Bern: Hans Huber, Hogrefe AG.

Erickson, M./Rossi, E./Rossi, S. (2013): Hypnose. Induktion. Therapeutische Anwendung. Beispiele. Stuttgart: Klett-Cotta.

Erkurt, M. (2020): Generation Haram. Wien: Paul Zsolnay Verlag Ges.m.b.H.

Ewers, A./Nestler, N./Pogatzki-Zahn, E./Bauer, Z./Richter, H./Osterbrink, J. (2011): Nicht medikamentöse Maßnahmen in der Schmerztherapie. Der Schmerz 25, S. 516–521.

Fawcett, J./Desanto-Madeya, S. (2013): Contemporary Nursing Knowledge. Philadelphia: F.A. Davis Company.

Frank, M. (2015): Selbstgefühl. Frankfurt/Main: Suhrkamp.

Frettlöh, J./Schwarzer, A./Maler, C. (2017): Neuropathischer Schmerz und CRPS. In: B. Kröner-Herwig/J. Frettlöh/R. Klinger/P. Nilges (Hg.): Schmerzpsychotherapie. Grundlagen – Diagnostik – Krankheitsbilder – Behandlung: Berlin, Heidelberg: Springer, S. 555–590.

Freys, S./Pogatzki-Zahn, E. (2021): Akutschmerztherapie – Grundsätzliche Aspekte. In S. Freys/E. Pogatzki-Zahn, Akutschmerztherapie in der operativen Medizin (S. 3–11). Berlin/Boston: Walter de Gruyter GmbH.

Fritsche, G./Gaul, C. (2017): Migräne. In: B. Kröner-Herwig/J. Frettlöh/R. Klinger/P. Nilges (Hg.): Schmerzpsychotherapie. Grundlagen – Diagnostik – Krankheitsbilder – Behandlung. Berlin, Heidelberg: Springer, S. 475–502.

Gerken, L./Windisch, A./Thalhammer, R. (2017): Pflegerisches Schmerzassessment aus Patientenperspektive. Qualitative Querschnittuntersuchung zur Anwendung der NRS. Der Schmerz (Jan.), S. 123–130.

Geyrhofer, S. (2019): Wie wird man Schmerzexperte in der Pflege und was sind die Aufgaben? Schmerznachrichten 19 (Nov.), S. 59 f.

Geyrhofer, S. (2021): Multimodale Schmerztherapie – ohne Pflege geht das nicht! Schmerznachrichten 21/1 (März), S. 58 f.

Geyrhofer, S. (2023): Schmerzprävention aus Sicht der Pflege. Schmerznachrichten 1/23, S. 24–27.

Hansen, E./Bejenke, C. (2010): Positive und negative Suggestionen in der Anästhesie. Verbesserte Kommunikation mit ängstlichen Patienten bei Operationen. Anaesthesist 59, S. 199–209.

Hansen, E./Zimmermann, M./Dünzl, G. (2010): Hypnotische Kommunikation mit Notfallpatienten. Notfall + Rettungsmedizin 13, S. 314–321.

Heitkamp, H. (4 2021): Fragliche Revision der IASP-Schmerz-Definition. Der Schmerzpatient, S. 5–6.

Herdmann, T./Kamitsuru, S. (2019): NANDA International Pflegediagnosen 2018–2020. Kassel: Recom.

Hermes, D./Trübger, D./Hakim, S./Sieg, P. (2004): Perioperativer Einsatz von medizinischer Hypnose. Therapieoption für Anästhesisten und Chirurgen. Anaesthesist 53, S. 326–333.

Hindrichs, S., Rommel, U. (2018): Expertenstandards praktisch anwenden. Im Kontext von Strukturmodell und neuem Pflegebedürftigkeitsbegriff. Hannover: Vincentz Network.

Jacobs, S. (2001): Hypnotherapeutische Interventionen. Verhaltenstherapie und Verhaltensmedizin 22/3, S. 199–217.

Jaksch, W. (2014): Schmerzen bei dementen Patienten. Universum Innere Medizin 8 (Feb.), S. 80 f.

Jaksch, W. (2016): Differenzierte Leitlinien zum Einsatz von Analgetika. Rheuma plus (Jan.), S. 34–37.

Jaksch, W./Likar, R./Frohner, U./Herbst, F. (2018): Schmerzversorgung bei chirurgischen Eingriffen. Ergebnisse einer österreichweiten Patientenbefragung zur postoperativen Schmerzsituation und zum perioperativen Schmerzmanagement. Der Schmerz 32, S. 171–180.

Juchli, L. (2013): Liliane Juchli – ein Leben für die Pflege. Stuttgart: Thieme.

Kammhuber, S. (3 2012): Interkulturelle Kompetenz in Krankenhäusern. Fingerspitzengefühl allein genügt nicht. KU Gesundheitsmanagement, S. 28–31.

Kara, S. (2018): Raten Sie mal. Von https://www.zeit.de/2018/28/statistiken-mathematik-wahrscheinlichkeit-alltag/komplettansicht am 01. 03. 2023 abgerufen.

Klas, K./Horak, M./Mitterdorfer, A. (2020): Pflegequalität! Der pflegediagnostische Prozess für das Setting Akutpflege praxisnah aufbereitet. Wien: Facultas.

Kohlenberger, J. (23.01.2021): Der Standard. Von Migrationshintergrund – ein überholter Begriff: https://www.derstandard.at/story/2000123540531/migrationshintergrund-ein-ueberholter-begriff abgerufen.

Kossak, H.C. (2013): Hypnose: Lehrbuch für Psychotherapeuten und Ärzte. 5. Auflage. Weinheim, Basel: Beltz Verlag.

Kröner-Herwig, B. (2017): Schmerz als biopsychosoziales Phänomen – eine Einführung. In: B. Kröner-Herwig/J. Frettlöh/R. Klinger/P. Nilges (Hg.): Schmerzpsychotherapie. Grundlagen – Diagnostik – Krankheitsbilder – Behandlung. Berlin, Heidelberg: Springer, S. 3–16.

Laekeman, M. (2020): Den Schmerz von Menschen mit Demenz erfassen. Physiopraxis, S. 52–53.

Le Breton, D. (2003): Schmerz. Zürich, Berlin: Diaphanes.

Leitlinienprogramm Onkologie der AWMF/Deutsche Krebsgesellschaft/Deutsche Krebshilfe (2020): S3-Leitlinie Supportive Therapie bei onkologischen PatientInnen. Berlin.

Liechti, M. (2014a): Pharmakologie von Schmerzmitteln für die Praxis – Teil 2: Opioide. Schweiz Med Forum, S. 460–464.

Liechti, M. (2015): Medikamentöse Behandlung neuropathischer Schmerzen. Swiss Medical Forum, S. 446–452.

Liechti, M. E. (2014): Pharmakologie von Schmerzmitteln für die Praxis – Teil 1: Paracetamol, NSAR und Metamizol. Schweiz Med Forum, S. 437–440.

Likar, R./Jaksch, W./Geyrhofer, S. et al. (2017): Interdisziplinäres Positionspapier „Perioperatives Schmerzmanagement". Der Schmerz, S. 463–482.

Likar, R./Stromer, W./Donnerer, J./Geyrhofer, S. (2020): Positionspapier Schmerzen, Schmerzerfassung und Schmerztherapie im Alter: Besonderheiten und Empfehlungen. Schmerznachrichten, S. 1–20.

Lukas, A. (2017): Schmerz und Demenz – eine diagnostische Herausforderung. DNP – Der Neurologe & Psychiater, S. 48–54.

Lux, E. (2018): Chronischer Rückenschmerz – Neuropathische Komponenten erkennen! Schmerzmedizin, S. 20 f.

Magerl, W./Treede, R.-D. (2017): Physiologie von Nozizeption und Schmerz. In: B. Kröner-Herwig/J. Frettlöh/R. Klinger/P. Nilges (Hg.): Schmerzpsychotherapie: Berlin, Heidelberg: Springer, S. 31–72.

Mahler, C./Gutmann, T./Karstens, S./Joos, S. (2014): Begrifflichkeiten für die Zusammenarbeit in den Gesundheitsberufen – Definition und gängige Praxis. GMS Zeitschrift für Medizinische Ausbildung 31/4.

Maio, G. (2016): Geschäftsmodell Gesundheit. Wie der Markt die Heilkunst abschafft. Berlin: Suhrkamp.

McMahon, S. B., & Wall, P. D. (1986): The relationship of perceived pain to afferent nerve impulses. Trends in Neurosciences, S. 254–255.

Miller, W./Rollnick, S. (2020): Motivierende Gesprächsführung. Lichtenau/Westfalen: Probst.

Mimmler, K. (2018): Schmerz zwischen Tür und Angel – Optimierung des perioperativen Schmerzmanagements durch die anästhesiologische Pflegevisite. Schmerznachrichten 2, S. 52–54.

Moughrabi, N. (2014): Vielfältiger Schmerz. Pressegespräch Schmerztherapie Quo Vadis anlässlich des 8. Wiener Schmerztages 14.11.2014. Pro Care 10, S. 26.

Müller-Busch, H. (2017): Kulturgeschichtliche Bedeutung des Schmerzes. In B. Kröner-Herwig, J. Frettlöh, R. Klinger, & P. Nilges, Schmerzpsychotherapie (S. 166–180). Berlin: Springer.

Neufeld, T./Pfuhlmann, K./Rist, M./Bauer, N./Langhorst, J. (2020): Leinsamen in der Phytotherapie. Zeitschrift für Phytotherapie, S. 260–264.

Nilges, P. (2021): „Koryphäen" und „Koryphäenkiller": Diagnosen als Selbstschutz bei professioneller Verunsicherung. Deutsche zahnärztliche Zeitschrift, S. 32–29.

Nilges, P. (2021): Chronischer Schmerz ist weder eine psychische noch eine funktionelle Störung, sondern in der ICD-11 (endlich) eine eigenständige Diagnose. Der Nervenarzt.

Ni, M. (Hg.) (2011): Der gelbe Kaiser. Das Grundlagenwerk der Traditionellen Chinesischen Medizin. München: Droemer Knaur.

Omar, J. (01.09.2016): ufuq.de. Von https://www.ufuq.de/warum-fragen-mich-alle-wo-ich-herkomme/ abgerufen.

Osterbrink, J. (2013): Was J.J. Bonica gefreut hätte. Der Schmerz 27, S. 549–552.

Parlament Österreich (07.02.2021): Vereinbarung zur Sicherstellung der Patientenrechte. Von https://www.parlament.gv.at/PAKT/VHG/XX/I/I_01824/index.shtml abgerufen.

Prince, M. (1911–1912): The Journal of abnormal psychology. London: Forgottenbooks.

Pschyrembel (05.04.2021): Von www.pschyrembel.de <http://www.pschyrembel.de> abgerufen.

Quasthoff, S. (2013): Gebote in der Schmerztherapie des geriatrischen Patienten. Universum Innere Medizin (Oktober), S. 76–78.

Schmitt, S. (2014): Keine Show – nur Trance. DFZ 10, S. 54.

Schnitzler, P./Reichling, J. (25.05.2011): Wirksamkeit von Pflanzenprodukten gegen Herpesinfektionen. HNO 59, S. 1176–1184.

Schrems, B. (2018): Verstehende Pflegediagnostik. Wien: Facultas.

Schrems, B. (2021): Der Prozess des Diagnostizierens in der Pflege. Wien: Facultas.

Schroeter, M. (2022): Die Rolle der ERAS® Nurse. In A. Weimann/I. Gockel/C. Reißfelder, Präoperative Konditionierung des viszeralchirurgischen Risikopatienten. Konzept und Umsetzung der Prähabilitation (S. 239–252). Berlin: Springer Verlag.

Schug, W. (2012): Grundmuster visueller Kultur. Bildanalysen zur Ikonographie des Schmerzes. Wiesbaden: Verlag für Sozialwissenschaften.

Scott, J./Huskisson, E. (1976): Graphic Representation of Pain. Pain 2, S. 175–184.

Seyfried, S./Herrle, F./Schröter, M. (2021): Erste Erfahrungen in der Umsetzung eines ERAS® („enhanced recovery after surgery")-Konzepts. Chirurg 92, S. 428–433.

Sirsch, E. (2020): Entscheidungsfindung zum Schmerzassessment bei Menschen mit Demenz im Krankenhaus. Weinheim, Basel: Beltz.

Statistik Austria. (01.04.2021): Statistik Austria. Von https://www.statistik.at/web_de/statistiken/menschen_und_gesellschaft/bevoelkerung/bevoelkerungsstruktur/bevoelkerung_nach_migrationshintergrund/index.html abgerufen.

Steflitsch, W. (2013): Schmerzen. In: W. Steflitsch/D. Wolz/G. Buchbauer (Hg.): Aromatherapie in Wissenschaft und Praxis: Wiggensbach: Stadelmann, S. 344–383.

Stetter, F. (1998): Was geschieht, ist gut. Entspannungsverfahren in der Psychotherapie. Psychotherapeut 43, S. 209–220.

Stöcker, G. (2002): Bildung und Pflege – eine berufs- und bildungspolitische Standortbestimmung. Hannover: Schlütersche.

The Front Matter. (1978): Postoperative Pain. Von JSTOR: http://www.jstor.org/stable/25428714 abgerufen.

Thieme, K./Gracely, R. (2017): Fibromyalgie. In: B. Kröner-Herwig/J. Frettlöh/R. Klinger/P. Nilges (Hg.): Schmerzpsychotherapie. Grundlagen – Diagnostik – Krankheitsbilder – Behandlung. Berlin, Heidelberg: Springer, S. 607–622.

Thieme, V./Wille, H. (2013): Orale postoperative Schmerztherapie bei Erwachsenen. Update zu Wirksamkeit, Nebenwirkungen und Wirtschaftlichkeit. MKG-Chirurg (November), S. 290–300.

Thomm, M. (2016): Schmerzmanagement in der Pflege. Berlin, Heidelberg: Springer.

Uehleke, B./Irnich, D./Stör, W./Bäumler, P./Fischer, L. (2018): Komplementäre Verfahren in der Schmerztherapie. Berlin: Springer.

UNECE. (2015): Conference of European Statisticians Recommendations for the 2020 Censuses of Population and Housing. United Nations Economic Commission for Europe (S. 251). New York, Genf: United Nations.

Venkat, S./Söllner, W. (2014): Starke Schmerzen in der Fremde. Heilberufe/Das Pflegemagazin, S. 34–36.

Wabner, D./Beier, C. (2012): Aromatherapie. Grundlagen – Wirkprinzipien – Praxis. München: Elsevier.

Wall, P.D./McMahon, S.B. (1986): The relationship of perceived pain to afferent nerve impulses. Trends in Neurosciences, S. 254–255.

Weiss, S./Lust, A. (2021): GuKG Gesundheits- und Krankenpflegegesetz. Wien: Manz.

Wollina, U./Machetanz, J. (2016): Herpes zoster und postzosterische Neuralgie. Hautarzt (Juli) 67, S. 653–665.

Wulff, I./Könner, F./Kölzsch, M. (2012): Interdisziplinäre Handlungsempfehlung zum Management von Schmerzen bei älteren Menschen in Pflegeheimen. Z Gerontol Geriat (August), S. 505–544.

Wurzer, W. (2017): Pflegetherapie – eine dialektische Darstellung. Wunsch und Wirklichkeit. Masterarbeit. Karl-Franzens-Universität Graz und Uni for Life.

Zegelin, A. (2018): Die Zeit des Schweigens muss vorbei sein. Die Schwester Der Pfleger, S. 50–53.

Zenz, M. (2008): Einführung in die postoperative Schmerztherapie. In E. Pogatzki-Zahn/H. Van Aken/P. Zahn, Postoperative Schmerztherapie. Pathophysiologie, Pharmakologie und Therapie (S. 1–7). Stuttgart: Georg Thieme Verlag KG.

Zimmermann, E. (2018): Hydrolate. Pflanzenwässer. Die vergessene Dimension der Aromatherapie und Aromapflege. Lechaschau: Aromapflege.